居家康复指导丛书

骨质疏松居家康复指导

丛书主编　燕铁斌
主　　编　冯　珍
副主编　　向　云　倪国新

电子工业出版社
Publishing House of Electronics Industry
北京·BEIJING

未经许可，不得以任何方式复制或抄袭本书之部分或全部内容。
版权所有，侵权必究。

图书在版编目（CIP）数据

骨质疏松居家康复指导/冯珍主编．—北京：电子工业出版社，2020.9
（居家康复指导丛书）
ISBN 978-7-121-39557-4

Ⅰ．①骨…　Ⅱ．①冯…　Ⅲ．①骨质疏松–康复医学　Ⅳ．① R681.09

中国版本图书馆 CIP 数据核字 (2020) 第 172420 号

责任编辑：汪信武
印　　刷：中国电影出版社印刷厂
装　　订：中国电影出版社印刷厂
出版发行：电子工业出版社
　　　　　北京市海淀区万寿路 173 信箱　　邮编：100036
开　　本：720×1000　1/16　　印张：14　　字数：228 千字
版　　次：2020 年 9 月第 1 版
印　　次：2020 年 9 月第 1 次印刷
定　　价：88.00 元

凡所购买电子工业出版社图书有缺损问题，请向购买书店调换。若书店售缺，请与本社发行部联系，联系及邮购电话：（010）88254888，88258888。

质量投诉请发邮件至 zlts@phei.com.cn，盗版侵权举报请发邮件到 dbqq@phei.com.cn。

本书咨询联系方式：QQ 20236367。

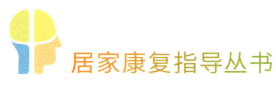

《骨质疏松居家康复指导》编委会名单

主　编　冯　珍
副主编　向　云　倪国新
编　者　（以姓氏笔画为序）
　　　　王　亮（南昌大学第一附属医院）
　　　　冯　珍（南昌大学第一附属医院）
　　　　向　云（华中科技大学协和深圳医院）
　　　　杨　涓（江西省赣州市人民医院）
　　　　陆　琳（华中科技大学协和深圳医院）
　　　　陈　琴（九江市第一人民医院）
　　　　陈新元（福建医科大学附属第一医院）
　　　　倪国新（北京体育大学运动医学与康复学院）
　　　　眭明红（华中科技大学协和深圳医院）
　　　　曾　妮（福建医科大学附属第一医院）
秘　书　陈　琴
绘　图　柳　维

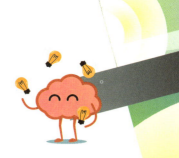

总 序

　　现代康复医学起源于 20 世纪 40—50 年代，那时的世界正处于动荡期，战争及其随后爆发的各类疾病给人类带来了巨大的伤害！即使医护人员全力救治，也只能留住患者的生命，大量生存者遗留了各种身心方面的功能障碍，严重影响了病、伤、残者的生活自理及其正常回归家庭和社会。因此，医疗先驱们在救治病伤员的同时，开始关注救治对象的功能恢复和改善，并积极尝试采用不同的治疗方法，以期最大限度地帮助患者正常回归家庭和社会。为此，催生了一门新的临床医学学科——康复医学（rehabilitation medicine）。

　　进入 21 世纪以来，随着全球经济的发展，国际康复医学进入了发展的"快车道"，与临床各学科相互渗透、融合，涉及几乎所有疾病的全过程，从发病早期就介入的重症康复，到疾病恢复期的社区康复和居家康复，以及生命终结期的康复（国内称之为"临终关怀"），可谓是全生命周期的覆盖了。

　　对比西医，中医康复的理念历史悠久。早在 2000 多年前的《黄帝内经》中就提出了今天神经康复领域中推崇的"阴阳平衡"理念；而《吕氏春秋》中提到的"流水不腐，户枢不蠹"的动静结合观点，更是对今天"生命在于运动"的完美诠释。但从理念和体系上与西方医学模式比较一致的现代康复，则起源于 20 世纪 80 年代中期。其里程碑标志是当时的卫生部要求在全国高等医学院校的临床医学专业中开设康复医学课程，普及现代康复医学知识。彼时，各类《康复医学》教材及书籍成了普及现代康复医学的最好载体。

　　进入 21 世纪后，特别是"十三五"规划以来，随着国内经济的发展、全民医疗的实现，以及慢性病、老年人口的增加，康复对象不断增多，康复市场不断拓展。而党和各级政府对康复的重视，进一步推动了国内

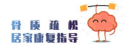

康复的全面提速发展。此外,分级诊疗模式下的医院-社区-居家康复一体化的出现,使得康复理念已经开始从医院延伸到社区、家庭。患者及其家属越来越不满足传统的院内康复,渴望能了解康复、参与康复。因此,迫切需要一些能指导病、伤、残后康复的专业知识科普化的书籍。

为了适应当前急需了解康复知识的市场需求,在电子工业出版社有限公司的大力支持下,我们组织了国内一批从事临床康复的专家,编写了这套《居家康复指导丛书》。本套丛书的编写宗旨一是普及康复理念,让患者及其家属能比较容易地找到适合自己病情的康复方法;二是介绍一些常用的可以在社区及家庭开展的适宜康复技术,方便患者及其家属在社区和家庭开展自我康复。

本套丛书在内容编排上力求文字简洁,通俗易懂。为了方便家庭使用,每本书还尽可能配了一些简单易学的插图;同时,采取的是一本书针对一种(类)疾病的居家康复,希望每一本书都能成为一个独立的家庭康复医生。

将专业人员容易理解的枯涩的专业知识转化为普通群众(病患者及其家属)易于理解,且在家中可以为其提供指导的科普康复书籍,并非容易之举!远较编写学术专著更难。本套丛书从选题到定稿历时2年,后续还将根据临床需要推出新的分册。丛书的读者对象主要为病、伤、残者及其家属,同时也可以作为社区医护人员了解康复的入门读物。

虽然各分册主编及全体参编专家竭尽所能用通俗易懂的语言来介绍专业知识及技术,但仍恐遗留不足,尚祈读者阅读时不吝赐教,以便再版时修订。

最后,感谢参加本套丛书编写的全体专家及工作人员为本套丛书的顺利出版所付出的辛勤劳动。

谨以此为序!

中山大学孙逸仙纪念医院

2019 年 5 月

前　言

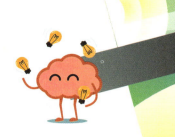

在生活中，我们时常会看到弯腰驼背的老人，发现家中的老人身材越来越矮小。有的人轻微滑倒后就会发生骨折，有的人用力咳嗽就"咳"断了几根肋骨……这些都有可能是骨质疏松带来的危害。

随着我国经济快速发展，人们的生活水平不断改善，人均寿命逐年提高，我国已全面进入老龄化社会。据统计，骨质疏松患病率已跃居各种常见疾病的第7位，严重威胁着中老年人的健康，尤其是绝经后女性的身体健康，已成为全球性的公共健康问题。骨质疏松以并发脆性骨折多见，可致残、致死，严重影响着人们的生活质量，给患者本人造成极大的痛苦，同时也给家庭和社会带来了沉重的经济负担和精神负担。骨质疏松发病人群的特殊性——经济收入低、生活条件苦、医疗保障差、看病不方便，应该得到社会的广泛关注与帮助。目前，我国医疗资源紧张，医疗保障措施尚不完善，健康教育知识普及不全，全民对疾病的认知水平较低，因此骨质疏松患者常因并发骨折才引起重视。专科治疗结束后仍以到医院随访为主，加重了医疗负担。骨质疏松是一种慢性、多发性疾病，要积极做好中青年人群的预防，以减少骨质疏松的发病率，同时提高全民对骨质疏松的认知程度，做到早发现、早干预，防治并发症。

健康教育作为一种低成本、高效益的措施，能树立人们的健康意识，降低或消除影响健康的危险因素，能积极促进骨质疏松的防治。健康教育知识的全面普及需要全民的重视，师资力量以及知识传播效率需进一步加强。对于骨质疏松患者而言，也可以通过健康教育活动或自学获得骨质疏松的防治知识，努力管理好自身危险因素，做到自我康复，促进身体健康，最终达到提高生活质量的目的。为了减轻骨质疏松给广大人民群众带来的痛苦和负担，我们组织了长期从事临床骨关节疾病康复、

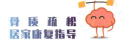

医学教学与科研工作的康复医学专业人员共同编写了《骨质疏松居家康复指导》一书，此书通俗易懂、深入浅出、图文并茂、生动简明。该书向大家讲解了骨质疏松的基础知识、骨质疏松的诊断、骨质疏松的治疗、骨质疏松的居家康复、骨质疏松的营养及骨质疏松的预防等，为骨质疏松患者提供了良好的自我康复策略。

本书以骨质疏松居家康复为主题，阐述骨质疏松的病因、诊断和治疗康复等内容，重点突出骨质疏松在社区和家庭环境下的护理和康复措施，为骨质疏松患者提供简便易行的居家康复策略，供广大人民群众自学与借鉴，也可作为社区工作者开展骨质疏松教育的参考书。希望通过本书能增强骨质疏松患者的预防意识，加强饮食营养支持和运动，积极改善骨质疏松，防止跌倒和意外伤害的发生。同时希望老年骨质疏松患者老有所学，老有所养，老有所乐，老有所福。

本书在编写过程中得到了各编者所在单位的大力支持，漫画图片由柳维老师绘制，在此表示衷心的感谢。

冯珍

2019 年 12 月

目　录

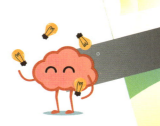

① 第一章　你了解自己的骨骼吗

第一节　骨骼的基本结构 …………………………… 1
　一、骨质 …………………………………………… 1
　二、骨膜 …………………………………………… 2
　三、骨髓 …………………………………………… 2

第二节　骨组织的成分及形成 …………………… 3
　一、骨组织的成分 ………………………………… 3
　二、骨组织的细胞成分及形成 …………………… 3
　三、骨组织的化学成分及形成 …………………… 4

第三节　骨的类型与功能 ………………………… 5
　一、按解剖结构分类 ……………………………… 5
　二、按形态分类 …………………………………… 8

第四节　骨骼的生长发育和影响因素 …………… 8
　一、骨骼的生长发育 ……………………………… 8
　二、影响骨骼生长发育的因素 …………………… 9

② 第二章　骨质疏松的现状

第一节　骨质疏松的流行病学 ………………… 10
第二节　骨质疏松的诊断和治疗现状 ………… 11
　一、骨质疏松的诊断现状 ……………………… 11
　二、骨质疏松的治疗现状 ……………………… 13
第三节　骨质疏松对人体的危害 ……………… 14

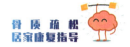

3 第三章　全面解读骨质疏松

第一节　骨质疏松的基本概念 …………………… 15

第二节　骨质疏松的病因 …………………………… 15

　　一、种族、遗传和性别 …………………………… 16

　　二、衰老 ……………………………………………… 16

　　三、内分泌因素 …………………………………… 17

　　四、物理因素 ……………………………………… 19

　　五、营养因素 ……………………………………… 20

　　六、生活习惯及药物影响 ……………………… 21

第三节　骨质疏松的分类与分型 ………………… 22

　　一、骨质疏松的分类 ……………………………… 22

　　二、骨质疏松的分型 ……………………………… 24

第四节　骨质疏松的危险因素 …………………… 25

4 第四章　不同人群骨质疏松的特点

第一节　老年人骨质疏松的特点 ………………… 27

第二节　女性骨质疏松的特点 …………………… 27

　　一、女性更需要关注骨质疏松的原因 ………… 27

　　二、女性特殊阶段的生理特点 ………………… 28

　　三、女性骨质疏松的临床特点 ………………… 29

第三节　男性骨质疏松的特点 …………………… 30

　　一、男性骨质疏松的流行病学特点 …………… 30

　　二、男性骨质疏松骨代谢特点 ………………… 30

　　三、男性骨质疏松的病因特点 ………………… 30

　　四、男性骨质疏松的临床表现特点 …………… 31

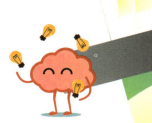

- 5 第五章　骨质疏松的临床表现
  - 一、疼痛和肌无力 ………………………………… 32
  - 二、驼背及身高缩短 ……………………………… 32
  - 三、胸闷气短 ……………………………………… 32
  - 四、脆性骨折 ……………………………………… 32

- 6 第六章　如何通过检查诊断骨质疏松
  - **第一节　实验室检查** …………………………… 34
    - 一、检测骨质疏松的直接指标 …………………… 34
    - 二、检测骨质疏松的间接指标 …………………… 35
  - **第二节　影像学检查** …………………………… 35
    - 一、骨密度的检测 ………………………………… 35
    - 二、定量超声 ……………………………………… 36
  - **第三节　康复功能评定** ………………………… 36

- 7 第七章　骨质疏松的风险评估和诊断程序
  - **第一节　骨质疏松的风险评估** ………………… 39
  - **第二节　骨质疏松的诊断程序** ………………… 39

- 8 第八章　轻松掌握骨质疏松的诊断方法
  - **第一节　骨质疏松的病因诊断** ………………… 40
  - **第二节　骨质疏松的分型诊断** ………………… 41
    - 一、原发性骨质疏松 ……………………………… 41

二、继发性骨质疏松 …………………………… 41

三、特发性骨质疏松 …………………………… 42

第三节 骨质疏松的严重程度诊断 …………………… 42

第四节 骨质疏松的鉴别诊断 …………………………… 42

9 第九章 骨质疏松的药物治疗

第一节 二膦酸盐类药物 …………………………… 45

一、概述 …………………………………………… 45

二、二膦酸盐类药物的差异性 ………………… 46

三、二膦酸盐类药物的疗效评估与治疗方案 … 47

四、使用二膦酸盐类药物的注意事项 ………… 47

五、五种二膦酸盐类药物 ……………………… 49

第二节 雌激素替代疗法 ………………………… 52

一、概述 …………………………………………… 52

二、雌激素替代疗法的注意事项 ……………… 52

三、雌激素替代疗法的治疗原则 ……………… 53

四、常见雌激素药物介绍 ……………………… 54

第三节 选择性雌激素受体调节剂 ……………… 54

一、概述 …………………………………………… 54

二、各种SERMs类药物的治疗效果以及相关风险

…………………………………………………… 55

三、SERMs类药物的困境 ……………………… 56

第四节 降钙素 …………………………………… 56

一、概述 …………………………………………… 56

二、降钙素的治疗效果及相关风险 …………… 57

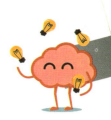

　　三、常见降钙素类药物介绍 ······ 57

第五节　组织蛋白酶 K 抑制剂 ······ 58

第六节　雷奈酸锶 ······ 59

　　一、概述 ······ 59

　　二、治疗效果和相关风险 ······ 59

　　三、雷奈酸锶作用介绍 ······ 60

第七节　合成代谢剂——甲状旁腺素肽类药物 ······ 61

　　一、概述 ······ 61

　　二、药物疗效与相关风险 ······ 61

　　三、常见甲状旁腺素肽类药物介绍 ······ 62

第八节　抗硬化蛋白抗体 ······ 62

第九节　中医中药 ······ 63

10 第十章　骨质疏松的非药物治疗

第一节　营养补充 ······ 64

　　一、钙的补充 ······ 64

　　二、维生素 D 的补充 ······ 68

　　三、维生素 K 的补充 ······ 72

　　四、蛋白质的补充 ······ 73

第二节　日常运动 ······ 74

　　一、运动减少与骨质疏松的关系 ······ 74

　　二、运动对骨质疏松的防治作用 ······ 74

　　三、不同类型的运动对骨质疏松的防治效果 ······ 75

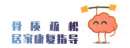

　　四、骨质疏松的运动原则 …………………………… 77
　第三节　生活方式的改变 ……………………………… 78
　　一、戒烟 …………………………………………… 78
　　二、限量酒精及咖啡因 …………………………… 79

11 第十一章　骨质疏松并发骨折的治疗
　第一节　骨质疏松患者的骨折风险评估 ………… 81
　第二节　骨质疏松患者的骨折预防 ……………… 83
　　一、预防跌倒 ……………………………………… 83
　　二、药物预防 ……………………………………… 83
　　三、营养疗法 ……………………………………… 84
　　四、生活方式改变 ………………………………… 84
　　五、运动疗法 ……………………………………… 85
　　六、物理疗法 ……………………………………… 85
　第三节　骨质疏松患者围手术期治疗 …………… 86
　　一、不同骨折类型的手术治疗 …………………… 86
　　二、抗骨质疏松药物治疗 ………………………… 89
　　三、疼痛治疗 ……………………………………… 89
　　四、围手术期康复治疗 …………………………… 90
　第四节　骨质疏松患者的手术愈合 ……………… 91
　　一、运动康复 ……………………………………… 92
　　二、物理疗法 ……………………………………… 93

12 第十二章　骨质疏松的家庭指导
　第一节　骨质疏松的家庭宣教 …………………… 94

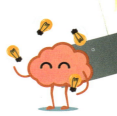

  一、什么原因导致了骨质疏松 ················ 94
  二、易患骨质疏松的人群 ···················· 97
  三、骨质疏松的常见症状 ···················· 100
  四、骨质疏松的三级预防 ···················· 102
 第二节 骨质疏松的家庭监测 ···················· 104
  一、原发性骨质疏松的监测 ·················· 104
  二、继发性骨质疏松的监测 ·················· 105
 第三节 骨质疏松并发症的家庭预防及护理 ········ 106
  一、骨质疏松的常见并发症 ·················· 106
  二、骨折风险的评估 ······················ 108
  三、跌倒风险的评估和预防跌倒的策略 ········· 109
  四、家属如何对骨折患者进行护理 ············· 110

第十三章 骨质疏松的心理辅导
 第一节 骨质疏松对心理健康的危害 ············· 114
 第二节 骨质疏松的心理评定 ···················· 115
  一、骨质疏松患者生活质量的评定 ············· 115
  二、抑郁状态的评定 ······················ 117
  三、焦虑状态的评定 ······················ 121
 第三节 骨质疏松患者的心理干预 ··············· 123
  一、知识教育 ·························· 123
  二、舒缓情绪 ·························· 124

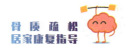

第四节　骨质疏松患者的自我疗法 …………… 125
　　一、尝试减少压力 …………………………… 125
　　二、冥想 ……………………………………… 127
　　三、参加集体活动 …………………………… 128

14 第十四章　骨质疏松患者的居家防护

第一节　居住环境 ………………………………… 129
第二节　生活方式 ………………………………… 131
　　一、保持合适的体重 ………………………… 131
　　二、戒烟、戒酒 ……………………………… 132
　　三、合理饮食 ………………………………… 133
　　四、学会调整心态 …………………………… 134
　　五、适当运动 ………………………………… 134
第三节　辅助器具 ………………………………… 134
　　一、拐杖 ……………………………………… 134
　　二、助行架 …………………………………… 136
　　三、轮椅 ……………………………………… 136

15 第十五章　骨质疏松患者的居家运动

第一节　户外运动 ………………………………… 138
　　一、有氧运动方式 …………………………… 139
　　二、力量训练运动方式 ……………………… 141
第二节　室内运动 ………………………………… 142
　　一、有氧运动方式 …………………………… 142
　　二、力量训练运动方式 ……………………… 144

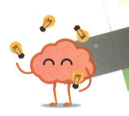

第三节　家庭康复训练 …………………………… 144

一、增强肌力的康复训练动作 ………………… 144

二、减轻背痛的康复训练动作 ………………… 145

三、分别锻炼某些肌群的简单动作 …………… 146

四、预防跌倒的康复训练动作 ………………… 147

16 第十六章　骨质疏松的家族预防

第一节　骨质疏松的家族聚集性 ………………… 149

一、骨量的遗传 ………………………………… 149

二、骨骼大小和结构的遗传 …………………… 149

三、骨代谢的遗传 ……………………………… 149

四、骨质疏松性骨折与遗传因素 ……………… 150

五、跌倒风险与遗传因素 ……………………… 150

第二节　营养要素的补充及饮食预防 …………… 151

一、钙 …………………………………………… 151

二、维生素 D …………………………………… 153

三、蛋白质 ……………………………………… 153

四、维生素 K …………………………………… 154

五、维生素 C …………………………………… 155

六、维生素 B …………………………………… 156

七、镁 …………………………………………… 157

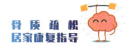

17 第十七章　能量与蛋白质对骨质疏松的影响

第一节　能量 ……………………………………… 158

第二节　蛋白质 ……………………………………… 158

　　一、蛋白质的性质和作用 ……………………… 158

　　二、蛋白质与骨质疏松 ………………………… 159

　　三、补充蛋白质对骨质疏松的作用 …………… 160

18 第十八章　矿物质对骨质疏松的影响

第一节　钙 ……………………………………………… 161

　　一、钙的性质和作用 …………………………… 161

　　二、钙平衡与骨质疏松 ………………………… 162

　　三、补钙对骨质疏松的作用 …………………… 162

第二节　磷 ……………………………………………… 167

　　一、磷的性质和作用 …………………………… 167

　　二、磷对骨质疏松的影响 ……………………… 167

第三节　镁 ……………………………………………… 168

　　一、镁的性质和作用 …………………………… 168

　　二、镁对骨质疏松的影响 ……………………… 169

第四节　其他矿物质 ………………………………… 170

　　一、钠对骨质疏松的影响 ……………………… 170

　　二、钾对骨质疏松的影响 ……………………… 171

19 第十九章　微量元素对骨质疏松的影响

第一节　锌 ……………………………………………… 172

　　一、锌的性质和作用 …………………………… 172

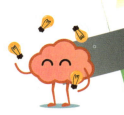

  二、锌对骨质疏松的影响 ……………………… 173

 第二节 铜 ………………………………………… 173

  一、铜的性质和作用 ……………………………… 173

  二、铜对骨质疏松的影响 ………………………… 174

 第三节 氟 ………………………………………… 174

  一、氟的性质和作用 ……………………………… 174

  二、氟对骨质疏松的影响 ………………………… 174

 第四节 其他微量元素 …………………………… 175

  一、铅对骨质疏松的影响 ………………………… 175

  二、铝对骨质疏松的影响 ………………………… 176

  三、锶对骨质疏松的影响 ………………………… 176

20 第二十章 维生素对骨质疏松的影响

 第一节 维生素 D ………………………………… 177

  一、维生素 D 的性质和作用 …………………… 177

  二、维生素 D 对骨质疏松的影响 ……………… 178

 第二节 维生素 C ………………………………… 179

  一、维生素 C 的性质和作用 …………………… 179

  二、维生素 C 对骨质疏松的影响 ……………… 179

 第三节 维生素 K ………………………………… 180

  一、维生素 K 的性质和作用 …………………… 180

  二、维生素 K 对骨质疏松的影响 ……………… 180

 第四节 维生素 A ………………………………… 181

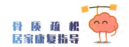

  一、维生素 A 的性质和作用 ……………………… 181

  二、维生素 A 对骨质疏松的影响 ………………… 181

 第五节 其他维生素 ……………………………………… 182

21 第二十一章 骨质疏松防治的营养方案
  一、老年人骨质疏松认知误区 …………………… 183
  二、老年人骨质疏松饮食 ………………………… 184
  三、骨质疏松营养调整计划 ……………………… 186
  四、骨质疏松营养食谱 …………………………… 187

22 第二十二章 健康教育——养成良好的生活习惯

23 第二十三章 行为教育——合理运动
  一、运动对保持骨量的重要性 …………………… 195
  二、运动预防骨质疏松的原理 …………………… 196
  三、运动的注意事项及方式 ……………………… 197
  四、过量运动的不利影响 ………………………… 199

24 第二十四章 多晒太阳

25 第二十五章 药物预防
  一、降钙素 ………………………………………… 201
  二、维生素 D ……………………………………… 201
  三、二膦酸盐类药物 ……………………………… 202
  四、性激素 ………………………………………… 202

第一章　你了解自己的骨骼吗

第一节　骨骼的基本结构

我们的身体为什么能运动起来呢？让我们大家一起先来了解一下我们的骨骼吧！

骨是一种具有一定形态和结构的身体器官，全身各骨在关节的连接下就构成了人体的支架——骨骼。骨骼赋予了人体基本的形态，并能支持体重、保护内脏。骨骼肌附着于骨，当骨骼肌做收缩－舒张运动时，带动骨运动，我们的身体就能运动起来了，而骨在运动中起着杠杆作用。在正常情况下，骨不断地进行新陈代谢和生长发育，并具备修复、再生和改建的能力。当骨因各种原因出现病态、功能异常的时候，就会影响我们的身体运动，甚至还会出现其他更严重的并发症。所以，保持骨结构和功能的正常与我们的生活密切相关。

人体的每块骨都是由骨质、骨膜和骨髓构成的。

一、骨质

骨质分为骨松质和骨密质，不同形态的骨其骨松质和骨密质的含量、分布各有不同。因此，当摔倒或受到外力冲击时，不同骨的抗压能力不同。例如颅骨表层为骨密质，分为外板和内板，外板厚而坚韧，富有弹性，内板薄而松脆，所以颅骨骨折常发生于内板。

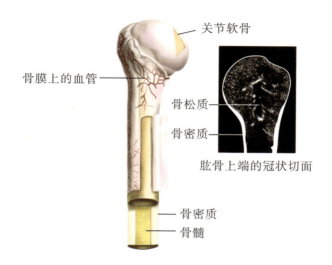

肱骨上端的冠状切面

二、骨膜

骨膜是一层纤维结缔组织膜，分为内、外两层。骨膜内有丰富的神经、血管及淋巴管，能营养骨组织，对骨的发生、生长、改造与修复起着重要的作用。当骨折致骨膜剥离太多或损伤过大时，骨折就较难愈合。骨膜对张力或撕扯等刺激非常敏感，所以当发生骨脓肿或骨折时，常常引起剧烈疼痛。老年人的骨膜变薄，且成骨细胞和破骨细胞的功能下降，因此，骨的修复功能明显减退。

三、骨髓

骨髓分为红骨髓和黄骨髓。在胎儿期和幼儿期，骨内为红骨髓，具有造血功能。5岁以后，长骨骨干内的红骨髓逐渐被脂肪组织代替，转变为黄骨髓。黄骨髓没有造血功能，但在慢性失血过多或重度贫血时，黄骨髓又能转变为红骨髓，恢复造血功能。在我们的椎骨、髂骨、肋骨、胸骨以及肱骨和股骨等骨的骨骺内终生都有红骨髓。因此，在医疗工作中，医生常选择髂前上棘或髂后上棘等处进行骨髓穿刺，检查骨髓象，明确骨髓的造血能力。

第二节　骨组织的成分及形成

一、骨组织的成分

骨组织由细胞成分和化学成分(骨基质)组成,其中细胞成分有三种,即成骨细胞、骨细胞和破骨细胞;化学成分有两种,即有机质和无机质。

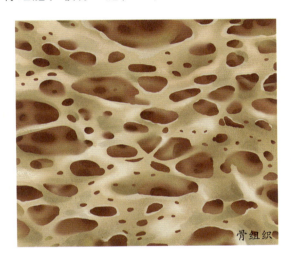

骨组织

二、骨组织的细胞成分及形成

(一)成骨细胞

成骨细胞是骨组织的主要功能细胞,参与骨的发生与重建。当成骨细胞处于活跃状态时,能促进新骨的生长;当成骨细胞处于静止状态时,其促进新骨生长的功能也逐渐停止。

(二)骨细胞

骨细胞是骨组织的主要细胞成分,幼稚骨细胞能产生有机质,而成熟骨细胞的溶骨作用较活跃,溶骨作用既能改变直接包围骨细胞的骨基质,又能吸收骨盐,对调节体液内钙的动态平衡起到了积极的作用。

（三）破骨细胞

破骨细胞是负责骨吸收的细胞，在骨的重建中起着重要的作用。

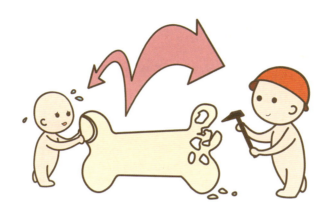

三、骨组织的化学成分及形成

人体的骨不仅坚硬，还有一定的弹性，能抗压力又能抗张力，这些都是由骨组织的化学成分（骨基质）决定的，骨基质包括有机质和无机质。

（一）有机质

骨的有机质主要由骨胶原纤维束和黏多糖组成，它们使骨具有弹性和韧性。如果把骨中的有机质去除掉，骨虽然形状不变，但脆而易碎，我们称之为煅烧骨。

氧气、维生素 C 及铁剂有助于骨胶原的合成，从而促进骨的生长和愈合。

（二）无机质

骨的无机质主要是羟磷灰石结晶及无定形的胶体磷酸钙，也称为骨盐，骨因为有了骨盐而坚硬挺实。如果把骨中的无机质去掉，骨仍然具有原骨形状，但柔软有弹性，我们称之为脱钙骨。

氟化物可以增强羟磷灰石结晶的稳定性。

第一章 你了解自己的骨骼吗

有机质与无机质的比例随年龄而变化。儿童期两者各占一半，有机质成分较多，柔韧性和弹性大，易变形，遇外力打击时不易完全折断，常发生"柳枝样骨折"；成人骨中有机质约为1/3，其余为无机质；老年人有机质渐减，胶原纤维老化，无机盐增多，因而骨质变脆，稍受暴力则易发生骨折。

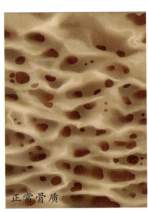
正常骨质

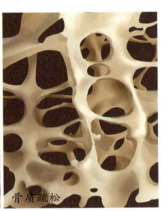
骨质疏松

第三节 骨的类型与功能

我们成人有206块骨，它们是怎么分类的呢？

一、按解剖结构分类

（一）颅骨

颅骨位于脊柱上方，由大小、形态不同的29块骨围成上部的脑颅和下部的面颅。人的颅骨从出生到衰老一直在不断地变化，因骨质吸收导致骨变薄、牙齿脱落、牙槽磨损等，因此老年人的面部变得短大。

（二）躯干骨

躯干骨由51块骨分别构成脊柱和骨性胸廓。

1. 脊柱

脊柱是一条由24块椎骨、1块骶骨和1块尾骨连接而成的长形骨柱,位于人体躯干的背部,脊柱内部有椎管,容纳和保护脊髓。正常脊柱有4个生理弯曲,颈曲、腰曲向前凸,胸曲、骶曲向后凸,这些弯曲具有一定的弹性,可减轻或抵消走、跳、跑时来自地面、足底传至脊柱的冲击和振动,以减轻对头部的影响,起到弹性缓冲作用。

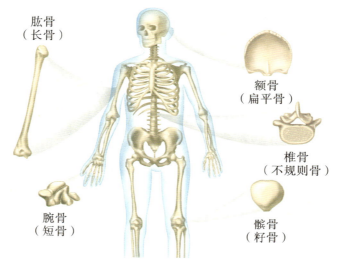

组成脊柱的24块椎骨又可分为7块颈椎、12块胸椎和5块腰椎。椎间盘由内部的髓核和外部的纤维环组成,是椎骨之间的主要连接结构。当剧烈运动时,纤维环容易破裂,导致髓核脱出,突入椎管或椎间孔,压迫脊神经,引起严重的腰腿痛,就是我们所说的腰椎间盘突出症。另外,搬重物时姿势不当、用力过猛以及运动前的准备活动不充分,使脊柱处于长时间的过屈或过伸、韧带长期受牵拉,都易使韧带损伤,导致腰背痛。临床上这两种疾病所引起的腰腿痛最为常见,但要与骨质疏松相鉴别。

2. 骨性胸廓

骨性胸廓由12块胸椎、12对肋骨及1块胸骨组成,有容纳、保护心、肺等器官的功能。正常人胸廓是横径长、前后径短,上部窄、下部

第一章　你了解自己的骨骼吗

宽的扁圆锥形。在病理状态下，胸廓的形状会发生改变，如老年性肺气肿患者的胸廓前后径变长，形成"桶状胸"；小儿佝偻病时胸骨明显突出，称为"鸡胸"。另外，经常参加体育锻炼的人，胸廓可变得宽阔，胸廓容量增大。

（三）四肢骨

四肢骨分为上肢骨和下肢骨。

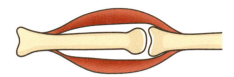

（1）上肢骨：由锁骨、肩胛骨、肱骨、尺骨、桡骨、手骨（腕骨、掌骨和指骨）组成。

（2）上肢骨的连结：主要为肩关节、肘关节、前臂骨连结和腕关节。

人体的肩关节是身体最灵活的关节，能做多种形式的运动，因此不稳固。当乘车时手上拉、摔倒时手撑地易造成肩关节脱位。肘关节的前后也是比较松弛薄弱的，拽拉动作容易导致肘关节脱臼。

（3）下肢骨：由髋骨、股骨、髌骨、胫骨、腓骨和足骨（跗骨、跖骨和趾骨）组成。

（4）下肢骨的连结：主要为骨盆、髋关节、膝关节和踝关节。

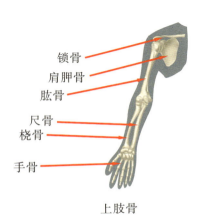

上肢骨

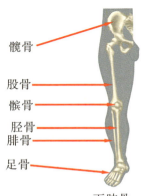

下肢骨

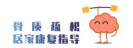

男女的骨盆形状有显著差异，女性骨盆宽而短，有利于分娩。髋关节较为稳固，主要是承重功能，但股骨颈很容易发生骨折。股骨颈囊外骨折因血供较好而容易愈合，囊内骨折则不容易愈合，尤其在老年人群中，股骨头的营养血管容易发生闭塞，从而导致股骨头缺血、坏死。

二、按形态分类

（一）长骨

长骨呈长管状，分布于四肢，如股骨、肱骨等。长骨分为骨干和骨骺，相邻的部分称干骺端。在幼年时干骺端保留一片骺软骨，成年后，骨干与骺融为一体，仅遗留一骺线。

（二）短骨

短骨形似立方体，如腕骨和跗骨。

（三）扁骨

扁骨呈板状，如颅骨、肋骨和髋骨，主要构成颅腔、胸腔和盆腔的壁，起保护腔内器官的作用。

（四）不规则骨

不规则骨形状不规则，如椎骨。

第四节　骨骼的生长发育和影响因素

一、骨骼的生长发育

（一）膜化骨

膜化骨成骨方式见于一些扁骨，如颅骨等。骨膜下的成骨细胞不断产生新骨，使骨不断加厚。同时，破骨细胞将已形成的骨质按计划进行破坏与吸收，成骨细胞再将其改造和重建，如此不断进行，最终塑造成骨。

（二）软骨化骨

软骨化骨是长骨、短骨和一些不规则骨的成骨方式。成年时，长骨的骺软骨停止增长，全部骨化，骨干与骺之间遗留一骺线。骺形成关节面部分的软骨保留下来成为关节软骨，终生不骨化。

二、影响骨骼生长发育的因素

骨的基本形态是由遗传因子调控的，但后天因素对骨骼的生长发育亦有很大的影响。

当神经系统功能增强时，可促进骨质增生，使骨坚韧粗壮；而当神经系统功能减退时，骨质则变得疏松，如神经损伤后的瘫痪患者的骨出现脱钙、疏松和骨质吸收，甚至出现自发性骨折。

内分泌因素对骨骼的生长发育影响较大。人成年之前，如果垂体生长激素分泌亢进，会促使骨过快、过度生长导致巨人症，若分泌不足，则发育停滞导致侏儒症；而成年人垂体生长激素分泌亢进时，会出现肢端肥大症。

维生素A能调节、平衡成骨细胞和破骨细胞的作用，保证骨的正常生长发育。维生素D能促进肠道对钙、磷的吸收，影响骨的钙化；儿童缺乏维生素D可造成佝偻病，成年人缺乏维生素D可导致骨质软化。

应力刺激对骨骼的生长发育和重建也有着非常重要的作用。人体的每一块骨都有一个最适宜的应力范围，应力过高或过低都会引起骨的吸收和萎缩，如长期失重或瘫痪的患者，骨的应力过低，易导致骨的脱钙和退行性变。长期对骨的不正常压迫，如儿童的不正确姿势、超负荷负重、肿瘤的压迫等，均可引起骨的变形。

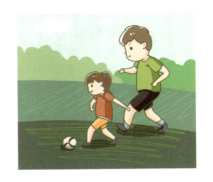

（杨　涓　冯　珍）

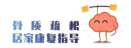

第二章 骨质疏松的现状

第一节 骨质疏松的流行病学

通过国内外对不同人群骨密度值及骨质疏松发病率的调查发现：45岁以后，随着年龄的增长，骨密度测试值下降，骨质疏松发病率增加，且女性发病率明显高于男性，尤其是在女性60~64岁时，因停经而造成骨质疏松的发病率显著增加。流行病学调查显示，在有明确骨质疏松骨折病史的男性中引起骨质疏松的发病因素包括性腺功能减退、正在或曾经接受过糖皮质激素治疗、某些胃肠疾病、维生素D缺乏、应用抗惊厥药物治疗、高尿钙症、吸烟、酗酒等，其中酗酒是引起男性骨质疏松最常见的原因。

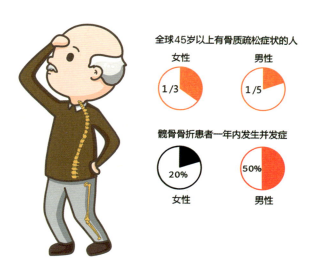

第二章　骨质疏松的现状

流行病学调查还显示，老年骨质疏松患者对自己所患疾病的认识严重不足，这体现在患者日常行为与知识的矛盾上。例如，在危险因素方面，很多患者不知道骨质疏松与吸烟、酗酒等不良生活方式有关；在运动方面，虽然大多数患者坚持运动和锻炼，但仅有少数患者所做的运动如慢跑、游泳等是有益于骨质疏松的；在钙摄入方面，有部分患者喝牛奶，但只有少数患者每日饮用牛奶的量达到我国营养学会推荐的每日摄入量。

事实上，人体的骨量在35岁时达到顶峰，为了减少骨量的丢失，我们应从青少年时期就开始补钙，而调查显示，我们的平均补钙时间与补钙最佳时间相差甚远，通常都是在进入老年期才开始补钙。

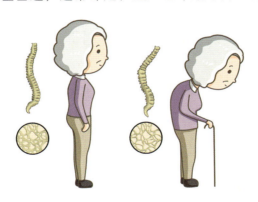

第二节　骨质疏松的诊断和治疗现状

一、骨质疏松的诊断现状

人体骨量丢失不易被发现，而且在丢失早期无明显症状，因此骨质疏松常在患者发生第一次骨折后才得以诊断。所以，早期对个体骨质疏松风险的评估对于预防第一次骨折的发生尤为重要。年龄、低体重指数、脆性骨折的病史、家族骨折史、糖皮质激素的使用、吸烟等都应被纳入诊断依据。

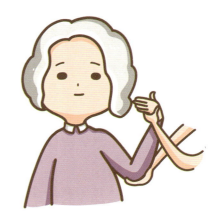

目前，骨密度（BMD）测量是诊断骨质疏松及预测骨折风险的最有效方法，BMD测量就是利用X线检查和其他技术对人体骨矿含量、骨密度和全身体质成分进行无创性定量分析。常用的仪器有双能X线骨密度仪（DXA）、定量超声（QUS）和定量CT（QCT）等，其中DXA应用最广，利用DXA可测量脊柱、髋部、前臂和全身的骨密度，并可做全身体质成分定量分析，是公认的使用比较广泛、也比较成熟的骨密度测量技术，被称为骨密度测量的"金标准"。

依据世界卫生组织推荐的诊断标准，骨矿含量或骨密度的检测结果可分为以下四类。①骨量正常：骨密度（或人体骨矿含量）等于或低于同性别人群峰值骨量均值1.0个标准差以内；②低骨量（或骨量减少）：骨密度（或人体骨矿含量）低于同性别人群峰值骨量均值1.0～2.5个标准差；③骨质疏松（OP）：骨密度（或人体骨矿含量）低于同性别人群峰值骨量均值2.5个标准差以上；④严重骨质疏松：骨质疏松伴一处或多处骨折。

除骨密度测量外，临床上还会参考患者年龄、性别、病史和临床表现，并结合实验室检查（血生化指标、骨转换标志物、骨肿瘤标志物、骨代谢激素等）来辅助完成骨质疏松的诊断。实验室检查对于早期骨质疏松的诊断，以及鉴别原发性、继发性或特发性骨质疏松是不可或缺的。虽然生化检测本身不能用于诊断骨质疏松，但生化指标可以反映人体骨形成和骨吸收的情况，有助于骨质疏松的诊断分型和鉴别诊断，以及早期评价治疗后的反应。

第二章　骨质疏松的现状

二、骨质疏松的治疗现状

目前，骨质疏松的治疗方法有很多，如物理治疗（脉冲电磁场）、药物治疗（二膦酸盐类、降钙素、钙剂、维生素D等）、中医疗法等。这些方法对骨质疏松都有一定疗效，但戒烟、戒酒、规律的运动锻炼、摄入足量钙、保持正常的激素水平才是预防骨质疏松的必要方法。

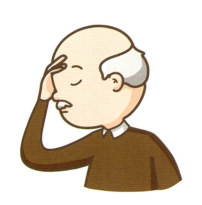

（一）老年性骨质疏松的治疗原则

预防为主、防治结合是老年性骨质疏松的治疗原则。首先应提高人们的认识，普及骨质疏松的相关知识，改变不良生活习惯，如戒烟、戒酒、注意营养；其次，适当增加体力活动和体育锻炼，去除骨质疏松发生的危险因素，增加骨量，预防骨折的发生；最后，给予适量的钙剂、维生素D等药物治疗，对于有疼痛症状者给予消炎镇痛剂，以缓解不适。对于骨折卧床患者，要加强护理，防治并发症，并尽早进行康复训练。

（二）女性绝经后骨质疏松的治疗原则

女性绝经后骨质疏松不同于其他病理原因的骨质疏松，单纯补充钙剂及雌激素是远远不够的，还需要给予促进钙剂及雌激素吸收的药物作为辅助治疗。促进钙剂吸收可选择维生素D，选择性雌激素受体调节剂便是控制体内雌激素受体的有效药物。同时要注意以下几点：①强调合理搭配饮食，食用海产品、豆类、动物肝脏等含钙和维生素高的食物；②注重锻炼身体，能促进骨质调节因子的生成，以保证骨的再建，防止骨质疏松；③合理的康复治疗，能防止

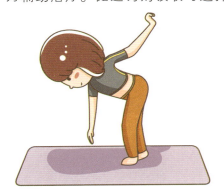

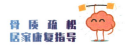

不良运动习惯造成的骨质损伤；④结合中医方法能对身体内分泌进行调节，并协调身体内环境的稳定。

第三节　骨质疏松对人体的危害

骨质疏松是临床常见的骨骼疾病，多见于老年人，可谓是"沉默杀手"。骨折是骨质疏松患者较严重的并发症，也是大多数老年骨质疏松患者来医院就诊的首发症状和主要原因。老年患者因为骨折愈合能力差，所以骨折后易出现不同程度的残疾。此外，老年人免疫功能较差，骨折后很容易因各种并发症导致死亡。

根据国际骨质疏松基金会的统计数据显示，骨质疏松目前危害全球约三分之一45岁以上的女性和约五分之一45岁以上的男性，是中老年人尤其是女性骨痛、骨折及因骨折致残、致死的主要原因之一。

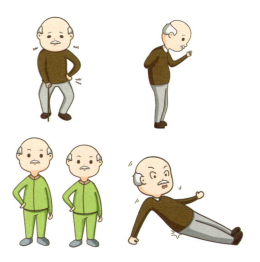

（杨　涓　冯　珍）

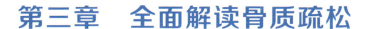

第三章　全面解读骨质疏松

第一节　骨质疏松的基本概念

骨质疏松是一种常见的、多发性的老年性疾病。骨质疏松是Pommer在1885年提出来的,但是在相当长的一段时间内,人们认为"全身骨量减少"就是骨质疏松。直到20世纪90年代,第三、四届国际骨质疏松研讨会才明确了骨质疏松的定义,并得到了世界的公认。近年来,随着人们健康意识水平的提高,骨质疏松也逐渐被公众所认识。

1994年世界卫生组织(WHO)将骨质疏松定义为以骨量减少,骨组织微结构退变、被破坏为特征的一种全身性骨骼疾病。2001年,美国国立卫生研究院(NIH)专家组对骨质疏松的概念进行了修订,定义骨质疏松是一种以骨强度降低致使机体罹患骨折危险性增加为特征的骨骼疾病。于是,研究者们对骨质疏松这个疾病的骨折风险有了进一步的了解,并给予高度的重视。目前我国专家认为,骨质疏松是指以骨量减少,骨质量受损及骨强度降低,导致骨脆性增加、易发生骨折为特征的全身性骨病。最近WHO提出的定义中还包括骨密度降低程度的标准。

第二节　骨质疏松的病因

近年来,人们对骨质疏松不断深入研究,认为其主要病因包括种族、遗传、性别、衰老、内分泌因素、物理因素、营养因素、生活习惯及药

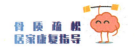

物影响等。

一、种族、遗传和性别

（一）种族

峰值骨量是影响骨骼强度的重要因素之一，而骨骼的峰值骨量因种族不同而有差异。一般而言，峰值骨量最高的是黑色人种，其次是白色人种，黄色人种的峰值骨量最低。因此，黄色人种较黑色人种和白色人种更易患骨质疏松，且症状较为明显。同一人种之间峰值骨量有显著性差异。我国各少数民族之间的峰值骨量也不尽相同。

（二）遗传

许多研究证明，骨量变化的60%~90%是由遗传因素决定的。目前较公认的看法是，骨量的差异80%由遗传因素决定，另外的20%归因于环境因素。遗传因素对峰值骨量、骨量丢失的速度以及骨质疏松的形成有重要的影响。目前公认的与骨质疏松易感性相关的基因包括：维生素D受体（VDR）基因、雌激素受体（ER）基因、I型胶原（COLIA）基因、转化生长因子–基因（TGF–β）和降钙素受体（CTR）基因等。这些基因的变异或异常是骨质疏松发生的重要危险因素，对骨质疏松的预防和治疗具有重要意义。

（三）性别

众所周知，女性骨质疏松的患病率明显高于男性，且绝经后女性患病率明显升高。因为女性的峰值骨量明显低于男性，且随着年龄的增长，女性骨量丢失的速度明显高于男性。女性在达到峰值骨量后，每年骨量丢失量为男性的2~3倍，男性一生中丢失的骨量仅为女性的3/4。女性妊娠、哺乳和绝经后雌激素水平下降都是骨量丢失的重要因素。

二、衰老

人体的骨骼在不断地代谢与更新，青少年期骨的形成和骨质的吸收

第三章　全面解读骨质疏松

呈现正平衡，随着年龄的增长，骨质的吸收超过骨形成而呈负平衡，导致骨质疏松的发生。多项调查研究已证实，年龄增长是骨质疏松的重要因素之一。随着社会人口老龄化，骨质疏松患病率高峰即将来临。

三、内分泌因素

大家公认的与骨质疏松密切相关的激素主要包括雌激素、雄激素、甲状旁腺激素、降钙素和活性维生素 D 等。此外，生长激素、甲状腺素和糖皮质激素与骨质代谢也有一定的相关性。

（一）雌激素缺乏

骨质疏松在绝经后的女性中发病率很高，女性进入绝经期，体内的雌激素水平明显下降，雌激素的减少已被公认为是骨质疏松的重要病因。雌激素来源于卵巢和肾上腺，对维持骨形成和骨吸收的平衡有重要的生理作用。雌激素减少，使破骨细胞的活性增强，成骨细胞的活性减弱，导致骨量丢失而增加骨质疏松的发生概率。雌激素的缺乏可导致骨吸收的增加，引起肾排泄钙的增加，同时降低肠道对钙的重吸收，降低骨形成。此外，女性绝经后甲状旁腺功能亢进，使甲状旁腺素分泌增加，导致骨转换增加。雌激素水平的降低还可导致生长因子的旁分泌减少，生长激素（GH）和胰岛素样生长因子 1（IGF-1）水平的降低可使骨形成水平降低。临床上，雌激素替代治疗可作为治疗女性骨质疏松的一种方法，能有效减少骨量的丢失，缓解骨质疏松患者的症状。

（二）雄激素缺乏

雄激素缺乏被认为是男性骨质疏松的重要因素。雄激素对骨的生长、代谢和骨量的维持有重要的调节作用。雄激素通过直接作用于骨骼中的雄激素受体而发挥骨调节作用。成骨细胞的诸多功能均有雄激素参与，其中包括骨细胞的增殖和分化，合成及分泌各种生长因子。雄激素还可以通过抑制甲状旁腺激素、肿瘤坏死因子来抑制骨质的吸收，促进成骨作用。此外，一定条件下，雄激素还可以转化为雌激素

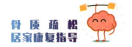

而发挥骨保护作用，维持机体骨量，防止骨质疏松的发生。若睾酮减少（男性40岁以后），可引起全身骨量减少、骨密度降低和骨强度下降，最终导致骨质疏松。

（三）甲状旁腺激素增多

甲状旁腺激素由甲状腺的主细胞合成和分泌，有动员骨钙入血的作用。甲状旁腺激素能提高骨细胞对钙离子的通透性，使骨盐中的钙转移至细胞外液。甲状旁腺激素也可以作用于破骨细胞，增强其活性的同时促进其增殖，从而导致骨质溶解增加，引起骨质疏松。甲状旁腺激素随年龄的增长而增加，因老年人肾功能降低，肠道对钙的吸收作用减弱，血钙降低，刺激甲状旁腺激素的分泌增多。绝经后女性由于雌激素缺乏，骨细胞对甲状旁腺激素的敏感性增加。

（四）降钙素降低

降钙素是由甲状腺素滤泡旁细胞合成和分泌的肽类激素，参与骨代谢过程。其主要的生理作用是抑制破骨细胞活性，增强成骨细胞活性，促进破骨细胞转化为成骨细胞，使骨形成和骨质吸收呈正平衡。降钙素还可以降低骨细胞膜对钙离子的通透性，削弱破骨过程，加强成骨作用，使骨钙盐沉积增加。此外，降钙素还可抑制甲状旁腺激素和骨化三醇的作用，从而降低体内血钙。

随着年龄增长，人体内的降钙素水平降低，尤其是绝经后女性降钙素的水平明显低于男性，这也是老年女性易患骨质疏松的重要原因之一。降钙素减少使老年人骨吸收增加，肠钙吸收减少，骨矿化不足，导致骨质疏松。降钙素还可以通过多种途径抑制骨质疏松性疼痛，因此，降钙素又是治疗骨质疏松的重要药物。

（五）活性维生素 D 缺乏

活性维生素 D 可以促进小肠黏膜对钙离子的吸收，提高骨代谢，有利于骨钙化。活性维生素 D 可增强破骨细胞活性，促进骨质吸收，动员骨盐中的钙、磷释放入血，同时增加肠道对钙和磷的吸收，血钙、血磷浓度升高，从而促进骨钙化。因此，活性维生素 D 既可以促进成骨，又能促进溶骨。正常生理剂量的活性维生素 D，能有效维持骨量，防止骨质疏松的发生；低于生理剂量时，骨保护作用不足；剂量过高时，使骨吸收增加，导致骨量大量丢失。随着年龄的增长，血浆活性维生素 D 水平会逐渐下降，主要原因包括：①含维生素 D 的食物摄入不足；②小肠对维生素 D 吸收障碍；③老年人户外活动减少，日光照射接触少，使皮肤合成维生素 D 减少；④老年人肝、肾功能下降，活化维生素的能力降低；⑤维生素 D 受体水平降低。

（六）其他相关激素

除上述激素水平改变外，糖皮质激素、甲状腺素、生长激素水平升高均可导致骨量丢失增加，引起骨质疏松。

四、物理因素

物理因素主要包括重力负荷、运动等。适当的运动可以防止骨量和肌肉量的丢失。肌肉对骨骼产生一种机械力作用，肌肉发达则骨骼强壮，骨密度高。运动可以提高睾酮和雌激素水平，促进钙的吸收和利用，同时可以增加骨皮质的血流量。老年人活动减少或者长期卧床，会导致重力负荷减少，肌肉力量减弱，对骨骼的机械作用降低，机体协调功能障碍；由于老年人常伴有不同程度的骨量丢失，骨骼强度降低，所以容易发生骨折。宇航员在太空飞行时，处于失重状态，呈负钙平衡，骨量丢失较重力环境下明显升高，会导致骨密度显著下降。绝对卧床休息 2 个月，骨量减少比正常增加 3 倍。由此可见，运动是预防骨量丢失的一个重要措施，而制动是致病的重要因素，值得重视。此外，在户外运动过程中，可以延长皮肤接收日光照射的时间，使皮肤合成维生素 D 增加，提高肠道对钙、磷的吸收，促进骨形成和骨矿化。

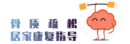

五、营养因素

（一）钙

钙是人体重要的微量元素之一，参与机体组织细胞生长、血液凝固和骨骼发育。人体 99% 的钙存在于骨骼和牙齿中，是骨形成和重建的必需元素。若食物中钙摄入不足、内源性维生素 D 合成缺乏或高磷饮食等都可能导致骨质疏松。血钙水平下降，刺激甲状旁腺激素分泌增加，使骨吸收强于骨形成，也可能导致骨质疏松。

（二）磷

人体 80% 以上的磷存在于骨骼中，血磷的稳定对骨质的矿化非常重要。血磷过高或过低都会引起骨质疏松。高磷饮食（如过量摄食螃蟹、蛋黄、猪肝等食物）使血清磷浓度过高，钙磷比例下降，低血钙刺激甲状旁腺激素合成和分泌，破骨细胞活性增强，骨量丢失增加，导致骨质疏松。而低磷影响肾小管对钙的重吸收，从而影响骨生长和骨矿化，导致骨质疏松。饮食中的钙磷比例控制在 1 ：（1.2~1.5）较为适宜。

（三）蛋白质

蛋白质是合成骨骼的重要原材料，若蛋白质缺乏则会导致骨形成障碍，但是过度摄入蛋白质又会影响骨钙代谢，出现负钙平衡。所以，蛋白质摄入不足和过量都是导致骨质疏松的危险因素。然而，植物蛋白可以减少骨质吸收，提高骨量，一定程度上可以预防骨质疏松的发生。目前提倡高植物蛋白（如米、面、大豆等）和低动物蛋白（如鱼肉、牛奶等）饮食。

（四）其他

维生素 C 和多种微量元素，包括锌、铜、锰等，都是骨质形成和骨矿化的必需元素。机体摄入过少会导致骨量减少，引起骨质疏松。

六、生活习惯及药物影响

（一）生活习惯

阳光中的紫外线照射皮肤可以促进活性维生素 D 的转化，调节机体钙、磷平衡，促进小肠黏膜对钙的吸收，从而促进骨质钙化。因此适当晒太阳是预防骨质疏松简单而又易行的方法。

生活中的一些不良嗜好，如吸烟、酗酒、过度饮浓茶或咖啡等均会影响骨质的正常代谢，是骨质疏松的危险因素。吸烟会增加骨折风险，使成骨减少，骨吸收增多，从而导致骨量丢失增加。酗酒易并发肝功能损害，影响活性维生素 D 的合成，导致肠钙吸收不足。过度饮酒会抑制骨细胞增殖，影响成骨作用。此外，长期饮酒会导致睾酮水平降低，同时引起体内多种激素（如雌激素）分泌紊乱，维生素 D 代谢异常等。除以上所述外，酗酒者常伴有饮食不规律，各种营养素摄入不均和（或）不足，诸多因素共同作用从而导致骨质疏松的发生。过度饮浓茶和咖啡可引起钙、镁、钠等离子排出增加，导致患骨质疏松的风险增加。

（二）药物影响

若长期应用糖皮质激素（超过 3 个月）、肝素（超过 4 个月）和抗癫痫药物，均可引起骨质疏松。此外常见的引起骨质疏松的药物包括甲状腺激素、促性腺激素激动剂或拮抗剂和含铝的磷结合抗酸剂等。因此，有相关药物服用史的患者须定期随访，预防骨质疏松的发生。

综上所述，骨质疏松是在遗传和环境的双重作用下，多种诱因共同导致破骨作用增强，成骨作用减弱，骨量减少，骨强度减弱，最终致使骨质疏松的发生，伴或不伴有骨痛等临床症状和体征。

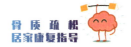

第三节　骨质疏松的分类与分型

一、骨质疏松的分类

（一）根据病因分类

骨质疏松根据病因可分为三大类：原发性骨质疏松、继发性骨质疏松和特发性骨质疏松（表 3-1）。

表 3-1　骨质疏松的病因学分类

原发性骨质疏松	继续性骨质疏松	特发性骨质疏松
退行性骨质疏松	先天性骨质疏松	特发性青少年骨质疏松
Ⅰ型　绝经后骨质疏松	内分泌性骨质疏松	特发性青壮年骨质疏松
Ⅱ型　老年性骨质疏松	营养缺乏性骨质疏松	妊娠哺乳期骨质疏松
	血液系统性骨质疏松	
	肾性骨质疏松	
	药物性骨质疏松	
	失用性或失重性骨质疏松	
	其他原因的骨质疏松	

1. 原发性骨质疏松

原发性骨质疏松主要是由于年龄的增长，器官生理功能衰退和体内激素水平下降引起的。原发性骨质疏松又可分为老年性骨质疏松和绝经后骨质疏松，老年性骨质疏松是随着年龄的增长，老年人必然会出现的一种骨骼退行性变，这是自然规律。女性绝经后（49岁左右）发生的骨质疏松，被称为绝经后骨质疏松，女性在度过绝经后骨质疏松期后（大约65岁以后）也将进入老年性骨质疏松期。

2. 继发性骨质疏松

继发性骨质疏松是由某种疾病或药物等因素所致的骨质疏松。根据发病原因的不同可将其分为以下几种类型。

（1）先天性骨质疏松：如成骨不全、高胱氨酸尿症等。

（2）内分泌性骨质疏松：如肾上腺皮质引起的库欣综合征、非正常绝经、性腺功能减退、垂体病变引起的肢端肥大症、垂体功能减退、糖尿病、甲状腺功能减退、甲状腺功能亢进、甲状旁腺功能亢进等。

（3）营养缺乏性骨质疏松：如摄入维生素D缺乏，长期低钙饮食，蛋白质或其他营养素缺乏，如镁、锰、锶、锌等缺乏导致的骨质疏松。

（4）血液系统性骨质疏松：包括骨髓疾病、白血病、淋巴病、贫血（地中海贫血、镰状细胞贫血）和血友病等所致的骨质疏松。

（5）肾性骨质疏松：如慢性肾小球肾炎、肾小管酸中毒、慢性肾衰竭等。

（6）药物性骨质疏松：如长期使用糖皮质激素、免疫抑制剂、肝素、抗癫痫及抗惊厥类药物等。

（7）失用性或失重性骨质疏松：如截瘫患者长期卧床，患肢长期不负重，宇航员太空飞行失重状态。

（8）其他原因的骨质疏松：如强直性脊椎炎、呼吸系统疾病、结缔组织疾病、肝功能不全、胃切除等。

3. 特发性骨质疏松

特发性骨质疏松多见于8~14岁的青少年，偶见于成人，女性多于男性，常伴有家族遗传史。特发性骨质疏松分三大类：①特发性青少年骨质疏松，发生于青春期前，男女发病率几乎相同，多伴有腰痛，甚至压缩性椎骨骨折。有身高缩短现象，通常发病后3~4年逐渐缓解甚至自愈。有研究认为，特发性青少年骨质疏松可能与降钙素遗传因子缺陷相关。②特发性青壮年骨质疏松，多见于青中年男性或绝经前非妊娠哺乳期女性，病因不明。③妊娠哺乳期骨质疏松，多见于围生期至产后3个月内的女性，有的患者仅分娩后出现一过性腰痛，常被忽略而未能确诊。

（二）根据发生的范围分类

根据骨质疏松发生的范围可分为全身性骨质疏松和局限性骨质疏松

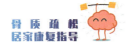

两类。

1. 全身性骨质疏松

全身性骨质疏松如绝经后骨质疏松、老年性骨质疏松、甲亢性骨质疏松和肾性骨质疏松等，涉及全身骨组织骨量减少。

2. 局限性骨质疏松

局限性骨质疏松如肢体石膏外固定时间过久引起的局部骨质疏松，类风湿关节炎引起的关节周围的骨质疏松。

二、骨质疏松的分型

原发性骨质疏松可分为两种类型，Ⅰ型为绝经后骨质疏松，Ⅱ型即老年性骨质疏松，均由骨质退行性变引起，也有人将继发性骨质疏松称为Ⅲ型骨质疏松。

原发性和继发性骨质疏松都可分为低转化型骨质疏松和高转化型骨质疏松，其中老年性骨质疏松属于低转化型骨质疏松，绝经后出现的骨质疏松属于高转化型骨质疏松。高转化型骨质疏松表现为骨形成和骨吸收指标均明显升高，而低转化型骨质疏松骨形成和骨吸收的生化指标无明显变化或稍降低。将Ⅰ型和Ⅱ型骨质疏松的特点归纳见表3-2。

表3-2　Ⅰ型和Ⅱ型骨质疏松的特点

	Ⅰ型	Ⅱ型
主要病因	雌激素水平急剧下降	钙三醇合成不足
年龄	50~70岁	>70岁
性别比（男：女）	1∶6	1∶2
骨量丢失的部位	骨小梁	骨小梁和皮质骨
骨量丢失速度	快速	相对缓慢
骨折好发部位	脊柱（压缩性）和桡骨远端	脊柱（楔形）和髋部
钙吸收	减少	减少
甲状旁腺功能	降低	增加

第三章　全面解读骨质疏松

第四节　骨质疏松的危险因素

骨质疏松的危险因素包括年龄、性别、家族史、雌激素缺乏、低体重指数、营养缺乏、不良生活习惯、失重、药物、疾病状态等。相关危险因素归纳见表3-3。

表3-3　骨质疏松的危险因素

年龄	男性>65岁，女性>49岁（绝经年龄）
性别	女性（风险高）
家族史	直系亲属患有骨质疏松
雌激素缺乏	绝经后女性、初潮晚（>13岁）而绝经早（<45岁）、长期继发性闭经（大于1年）、卵巢切除术后、卵巢早衰、原发性性功能减退、多囊卵巢综合征（雌激素水平相对不足）
低体重指数	瘦型女性
营养缺乏	钙的摄入不足、维生素D缺乏、消化道吸收功能障碍，饮食结构不合理
不良生活习惯	饮食不规律、高蛋白饮食、挑食、长期卧床、久坐不动、无适当户外运动、缺少日光照射，吸烟，酗酒，长期饮咖啡、浓茶、可乐等
失重	宇航员太空飞行状态
药物	长期使用甲羟孕酮、糖皮质激素类药物、甲状腺激素、免疫抑制剂、肝素、抗癫痫类药物、抗惊厥药物和利尿剂等
疾病状态	内分泌系统疾病：性功能低下、甲状腺功能亢进、甲状旁腺功能亢进、糖尿病、库欣综合征、非正常绝经、性腺功能减退、垂体病变引起的肢端肥大症、垂体功能减退等 免疫系统疾病：类风湿关节炎、骨髓瘤、系统性红斑狼疮等 消化系统疾病：消化性溃疡、肝炎、肝硬化、肝癌等 血液系统疾病：骨髓疾病、白血病、淋巴病、贫血和血友病等 泌尿系统疾病：高血压肾病、肾小球肾炎、肾病综合征、肾小管酸中毒等

然而，骨质疏松以骨折为最终结局，所有对骨折的预测也尤为重要。众所周知，骨折由骨强度、外力和跌倒三个因素共同决定，即骨折三角，其中，骨强度位于三角形的顶端，起着举足轻重的作用，除骨量多少之外，还与筑建骨骼的原材料性能及筑建结构有关。

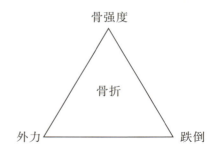

骨质疏松并发骨折除了骨强度降低外，尚存在某些外因，如跌倒、外力的作用部位及作用力大小等。然而，跌倒作为可避免因素尤为重要，更应引起大家的重视。老年人跌倒的常见原因见表3-4。

表 3-4　老年人跌倒的常见原因

直立性低血压
视力下降（白内障）
平衡功能障碍
精神异常
肌力下降、行动不便
步态异常（脑卒中后遗症、帕金森病等）
药物（降压药、肌松药、镇静药、安定等）

国际骨质疏松基金会（IOF）对骨质疏松性骨折进行预测，认为年龄、吸烟史、低体重、患者成年期有非外伤性骨折史、父母亲有非外伤性骨折史等可作为评估骨折风险的相关因素（表3-5）。

表 3-5　骨折的风险因素（IOF 指南）

年龄≥65岁
吸烟史
低体重
患者成年期有非外伤性骨折史
父母亲有非外伤性骨折史

（陈琴　冯珍）

第四章 不同人群骨质疏松的特点

第一节 老年人骨质疏松的特点

骨质疏松是老年人的常见病、多发病，在西方国家，骨质疏松的发病率占代谢性骨病的首位。前文已经介绍了老年性骨质疏松的病因，主要与年龄增长、器官功能衰退及户外运动和日光照射减少等相关。

老年性骨质疏松的特点如下：①发病率高，几乎50%以上的老年人会出现不同程度的骨质疏松表现，如骨痛、驼背、骨折等。②症状较明显，通常出现明显的疼痛症状，甚至难以忍受，部分老年人还会伴有呼吸困难、消化不良等症状。③老年性骨质疏松患者并发骨折的风险高，股骨颈骨折发病率高，易引起股骨头坏死而致残。严重骨质疏松者剧烈咳嗽即可造成肋骨骨折。④治疗相对困难，效果不佳。目前国内外没有特效药物或治疗方法能完全治愈骨质疏松，而且老年人对药物的耐受性也较差。

第二节 女性骨质疏松的特点

一、女性更需要关注骨质疏松的原因

在骨质疏松的危险因素中，性别是重要因素之一。女性的峰值骨量明显低于男性，且随着年龄的增长，女性骨量丢失的速度明显高于男性。

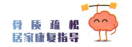

女性在达峰值骨量后每年骨量丢失量为男性的2~3倍。研究表明，女性骨质疏松好发于中年（49岁左右），主要与女性生殖系统及内分泌系统（雌激素分泌水平）有关。所以，女性比男性更需要关注骨质疏松。

二、女性特殊阶段的生理特点

由于女性特殊的生理变化规律，在整个生命过程中会出现4个阶段容易发生缺钙，即青春期、妊娠期、哺乳期和更年期。

（一）青春期

青春期前后是女性快速生长发育的时期。该期由于内分泌功能的调节，具备了女性的特有体征，乳房开始发育、骨盆变得宽大、身体开始长高、月经初潮启动。流行病学研究表明此阶段骨骼生长速度最快，钙、磷、镁等矿物质需求量大。所以，此时期女性对钙的需求量明显增高，每日达1200毫克，但她们日常生活中每日钙摄入量仅360~500毫克，因此容易出现缺钙现象。如果在青春期钙摄入不足会影响青少年的生长发育。有资料显示，女性在青春早期至青春中期骨量获得迅速，青春晚期开始减退。所以，女性在青少年时期提高峰值骨量是预防老年骨质疏松的重要措施。此期首选食补，建议多喝牛奶及食用富含钙的食物，同时适当参加户外运动。

（二）妊娠期

钙是胎儿骨骼发育的重要原料之一，随着孕期进展，钙的需要量逐渐增加，如果不能及时摄入足量的钙，就会动员母体骨钙以满足胎儿所需，使母体骨钙丢失，骨密度明显下降。因此，女性孕期营养状况直接影响胎儿的生长发育和自身健康。专家推荐，女性孕期每日需要摄入钙量1500毫克。然而，有关孕期营养调查研究结果显示，我国孕妇日常饮食钙摄入量与推荐摄入量的差异较大，城市居民平均每日钙摄入量约为推荐量的53.3%，农村仅为47.1%。所以，母体存在不同程度的骨钙丢失，引起下肢抽筋等不适。缺钙除了对母体产生危害外，还会影响

第四章　不同人群骨质疏松的特点

婴儿骨骼发育，严重者出现先天性佝偻病。所以，孕期除了从食物中摄取钙外，还需要适当补充钙剂。

（三）哺乳期

众所周知，孕妇需要补钙，但是很多人并不知道产后哺乳期更需要补钙。其实，母乳喂养的产妇每天钙丢失量达300~400毫克，这意味着若母乳喂养3个月产妇将丢失25~30克钙，占全身钙量的3%，若母乳喂养6个月产妇将丢失全身钙量的6%。在母乳喂养前6个月，这些钙剂的5%~10%主要来源于中轴骨（如椎骨、肋骨等）。乳汁中的钙含量并不完全依赖母体吸收钙量的多少，而是以骨小梁中钙储存来维持乳汁中的足够钙量。所以，当饮食中钙摄取低于骨钙丢失时，母体会出现骨密度下降，甚至骨质疏松。建议母乳喂养的产妇每天至少补充钙剂1500毫克。如果产妇缺钙不及时补充会影响乳汁的质量，进而导致婴儿发育障碍。

（四）更年期

更年期（绝经期）是指女性正式月经停止后的一段时间，由于个体差异，此阶段通常发生在40~60岁。更年期女性雌激素水平明显下降，影响钙吸收，使骨钙丢失增加。所以，在此阶段女性缺钙特别明显且严重，每日需要补充钙量1000~1200毫克。但是，中老年女性保健意识不强，未能意识到问题的严重性，平时摄入钙量严重不足。因此，钙摄入不足也是绝经后女性骨质疏松发生的原因之一。

三、女性骨质疏松的临床特点

女性骨质疏松的发病年龄一般在49岁之后，大约比男性早10~15年；女性骨质疏松患者身高缩短、驼背、腰背痛、四肢关节痛等症状明显，甚至影响生活质量；女性骨质疏松患者易发生骨折，轻微摔倒可能发生尾骨骨折。女性绝经后骨质疏松一般通过骨密度测定即可诊断，应及早发现问题，早期干预。

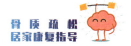

第三节 男性骨质疏松的特点

50岁以上男性骨质疏松发病率达30%，尽管青年期男性比女性峰值骨量更高，并且男性骨量丢失开始时间较女性晚，但是骨质疏松性骨折给男性患者造成的生活质量降低及死亡率丝毫不逊于女性。本节则对男性骨质疏松的流行病学、骨代谢、病因及临床表现特点进行阐述。

一、男性骨质疏松的流行病学特点

在美国，50岁以上男性患骨质疏松的概率达3%~6%，为女性的1/4~1/3。在瑞典，70~85岁的人群中，男性骨质疏松患病率高于女性，约为34.7%。2000年全球范围调查数据显示约1/3骨质疏松性骨折发生于男性。据专家推测，至2025年美国骨质疏松患者并发骨折的发病率将增加一倍，其医疗总支出将增加50%。我国面临着同样严峻的挑战——骨质疏松性骨折问题。北京调查数据显示，与1990—1992年相比，2002—2006年70岁以上女性髋部骨折发生率增加3.37倍，男性增加2.01倍。骨折不仅影响患者活动能力及生存质量，而且明显增加患者的死亡率。有研究认为，男性骨折致死率高于女性。

二、男性骨质疏松骨代谢特点

各个年龄阶段，男性骨量均明显高于女性，并且骨量丢失开始时间晚，丢失速度相对较慢，无快速丢失期。男性一生中丢失的骨量仅占女性的3/4左右。

三、男性骨质疏松的病因特点

（一）主要病因

男性骨质疏松的三大主要病因是酗酒、过量使用糖皮质激素和性腺功能减退，占一切可能病因的40%~50%，其他病因包括甲状旁腺功能亢进，胃肠道吸收功能障碍，长期服用抗癫痫、抗惊厥药物等。男性骨

第四章 不同人群骨质疏松的特点

质疏松可能与高钙尿症有关，生化指标反映骨质高转换，高钙尿症可能是引起骨质疏松的直接病因，也可能是矿物质代谢紊乱引起的。

男性酗酒、吸烟、长期摄入咖啡因等现象明显高于女性，这些因素均影响骨质代谢。酒精有杀骨细胞毒性作用，同时能使维生素代谢紊乱，还能导致肝功能损害和性功能减退。香烟中的尼古丁影响雄激素代谢，增加骨钙丢失并从尿液中排出。

（二）潜在病因

男性骨质疏松有很多潜在病因。对于病因诊断不明确的患者均应全面检查，排除已知和可能的病因仍找不出原因者被称为特发性骨质疏松。特发性骨质疏松的诊断有年龄限制，如果男性患者寿命足够长的话，随年龄的增长均会出现骨量丢失增加，就可以合理地解释疾病原因。有专家推测，特发性骨质疏松可能与调节骨细胞代谢的激素或旁分泌通道异常有关，也有人将基因多态性这一病因考虑在内。

四、男性骨质疏松的临床表现特点

男性骨质疏松发病年龄主要在70岁之后，比女性晚10~15年。男性骨质疏松患者身高缩短、驼背、腰背痛、四肢关节痛等症状较女性轻，甚至无明显症状。约65%的患者合并椎骨压缩性骨折并无明显疼痛症状，少数患者以背痛或骨质疏松性骨折为主要症状。男性骨质疏松与典型的绝经后骨质疏松不同，绝经后骨质疏松通过骨密度测定即可进行诊断，而男性骨质疏松常常不能通过骨量测定来诊断，往往是已经出现了明确的骨质疏松的危险因素，如骨折或背痛进行检查后才确诊的。

（陈　琴　冯　珍）

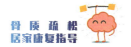

第五章　骨质疏松的临床表现

骨质疏松较轻时患者可无症状，仅在 X 线检查或骨密度（BMD）测定时被发现；当骨质疏松逐渐加重时，才出现临床表现，主要表现为疼痛和肌无力、驼背及身高缩短、胸闷气短、脆性骨折等。

一、疼痛和肌无力

骨质疏松患者以腰背痛多见，疼痛沿脊柱向两侧扩散至全身，为弥漫性，无固定部位。检查不能发现压痛区（点），仰卧和坐立时减轻，直立后伸、久站或久坐时疼痛加重；白天疼痛轻，夜间和晨起时加重；弯腰、运动、咳嗽、大便用力时疼痛加重。乏力常于劳累或活动后加重，负重能力下降甚至不能负重。四肢骨折或髋部骨折时肢体活动明显受限，局部疼痛加重，有畸形或骨折阳性体征。

二、驼背及身高缩短

骨质疏松患者常在疼痛后出现驼背、身高缩短，即使脊柱有轻微的负荷都容易出现脊柱后缩变形，导致脊柱前倾、弯曲加剧，形成驼背。

三、胸闷气短

当骨质疏松患者出现脊柱后弯、驼背、胸廓畸形时，其胸廓活动往往受到限制，肺活量及最大换气量显著下降，导致患者出现胸闷气短、呼吸困难等症状。

四、脆性骨折

骨折是骨质疏松患者最严重的并发症。患者因骨质变脆，即使轻微

第五章　骨质疏松的临床表现

活动、创伤、弯腰、负重、挤压或摔倒后都容易发生骨折。骨折常见部位为脊柱、髋部和前臂，尤其是腰椎和股骨颈，通常于摔倒或挤压后出现。其他部位如肋骨、盆骨、肱骨、锁骨和胸骨等也可发生骨折。

绝经后骨质疏松患者常出现脊柱压缩性骨折，可有或可无诱因，可单发也可多发，其突出表现为身高缩短，有时出现突发性腰痛卧床而取被动体位。

第一次骨折后，患者再次发生或反复骨折的概率明显增加，因骨折后难以愈合，不仅增加了患者的痛苦，还严重限制患者的活动，导致压疮、静脉血栓等并发症，从而缩短患者寿命。

（杨　涓　冯　珍）

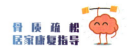

第六章 如何通过检查诊断骨质疏松

第一节 实验室检查

一、检测骨质疏松的直接指标

检测骨质疏松的直接指标是指直接反映骨重建过程中破骨（骨吸收）和成骨（骨形成）状态的生化标志物，又分为骨形成指标和骨吸收指标两类。

（一）骨形成指标：**血清总碱性磷酸酶和骨碱性磷酸酶**

血清总碱性磷酸酶是最常用的、经典的用以评价骨形成和骨转换的指标，但对骨组织而言缺乏特异性和敏感性。绝经后骨质疏松和老年性骨质疏松由于骨矿含量变化缓慢，血清总碱性磷酸酶变化不明显，而骨碱性磷酸酶升高。

男性血 1 型胶原分子 61 端前肽随年龄增加而下降，女性则随年龄增加而升高。在评估绝经后女性骨转换增高时，测血 1 型胶原分子 51 端前肽较 61 端前肽更敏感。有结果显示，在某些骨代谢性疾病中，血 1 型胶原分子 51 端前肽作为检测指标比血 1 型胶原分子 61 端前肽敏感。

（二）骨吸收指标

1. 吡啶啉和脱氧吡啶啉

吡啶啉和脱氧吡啶啉是 1 型胶原分子之间构成胶原纤维的交联物。吡啶啉主要集中分布在骨和软骨中，其他组织中含量甚微。尿吡啶啉和脱氧吡啶啉的排泄随年龄变化而变化，少年时期最高，随后降低并维持在较低水平，而女性在绝经前后又升高至一定水平。这种生理性变化对

第六章　如何通过检查诊断骨质疏松

临床有参考价值。绝经后骨质疏松女性尿中吡啶啉和脱氧吡啶啉含量显著高于绝经前女性，所以，吡啶啉和脱氧吡啶啉为筛选骨质疏松高危人群和监测雌激素疗效的有效指标。

2. 血清抗酒石酸酸性磷酸酶

血清抗酒石酸酸性磷酸酶主要来源于破骨细胞，抗酒石酸酸性磷酸酶同工酶5，具有抵抗酒石酸抑制的作用。男性更年期后及女性绝经期后，血清抗酒石酸酸性磷酸酶同工酶5b水平有所升高，如果患有骨质疏松，其含量增加更明显。

二、检测骨质疏松的间接指标

骨的重建是骨组织不断更新、代谢的主要形式。在骨重建过程中，许多激素和细胞或体液因子影响骨的重建过程，通过促进破骨细胞的发育及提高其活性，对骨转换起加速作用；通过抑制破骨细胞的发育及抑制其活性，对骨转换起阻滞作用。这些指标对骨转换有明显作用，但对于成骨或破骨作用的直接效果则受多种因素影响。这类常用指标如甲状旁腺激素、降钙素、雌激素、甲状腺素、肾上腺皮质激素、前列腺素等都属全身性骨代谢调节激素。一些与骨形成有关的细胞因子，如转化生长因子、胰岛素样生长因子、血小板衍化生长因子、成纤维细胞生长因子、骨形态蛋白、成骨生长肽等，以及一些与骨吸收有关的因子如白介素、肿瘤坏死因子、集落刺激因子、骨桥蛋白等，这些都构成观察骨代谢的间接实验指标。近年来的研究发现，遗传因素对获得骨量和骨强度起着重要的作用。

第二节　影像学检查

一、骨密度的检测

目前测定骨密度的主要方法是双能X线吸收法（DXA）。DXA测

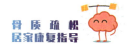

定部位包括全身骨骼，但以腰椎、股骨近端、前臂、跟骨为常测部位。临床上，主要根据不同部位获得的骨密度测定对骨质疏松进行评价。通常，腰椎（前后位）和股骨近端是 DXA 测定的标准部位。腰椎骨密度测定能敏感反映骨代谢变化和治疗效果。

根据 WHO 指南，DXA 主要适用于包括 65 岁以上的女性，以及有脆性骨折风险的小于 65 岁的围绝经期女性；70 岁以上的男性，以及具有骨折风险的小于 70 岁的男性；需接受药物治疗以及正在接受药物治疗的骨质疏松患者。

二、定量超声

定量超声（QUS）是一种利用声波检测骨密度的非电离技术，其具有简便、无辐射损伤、重复精度较高、价格便宜、便于搬动等优点。在绝经后老年女性和男性中，QUS 测量跟骨密度可有效预测髋骨骨折，但其并不是一个预测脊柱骨折的良好指标。此外，QUS 参数的改变还应用于抗骨质疏松治疗疗效的评估。

第三节 康复功能评定

骨质疏松的康复评定是患者进行康复治疗的一个重要环节。骨质疏松的患者常由于骨质疏松导致的疼痛、骨折或者担心骨折等原因而出现功能障碍、活动受限，严重影响患者的社会活动，从而导致其生存质量下降。

骨量是诊断骨质疏松的重要指标，也是影响骨折发生率的重要指标。目前广为使用的评定方法是双能 X 线检查。WHO 将骨质疏松的诊断标准定为低于标准 2.5 个标准差以上。

由于骨量评估的局限性，推荐引入骨质量的评估。骨质量指的是骨骼生物力学性能，主要包括：①骨转换率；②矿化程度；③微损伤的堆积；④骨基质蛋白；⑤骨结构和骨大小。

1. 疼痛评定

腰背痛是骨质疏松患者常见的临床表现之一，也是患者就诊的重要原因。所以疼痛的评定主要集中于这几个方面：①损伤或潜在损伤的程度；②患者的主诉；③疼痛的反应及影响，包括行为上的表现，如疼痛步态、呻吟等；病理学上的表现，如微循环状况、疼痛相关物质测量等。

对于疼痛的描述是我们现在经常采用的方法，包括疼痛的强度，疼痛的特点，疼痛的影响（包括行为和情感的影响），影响疼痛的因素（疼痛的时间、疼痛的部位）等。

2. 骨折评定

骨折是骨质疏松患者最常见的临床表现之一，并常导致严重的后果。骨折的评定主要包含骨折的部位、程度及影响，包括疼痛、运动功能、生存质量的影响等。收集这些资料，我们可以获知患者骨折的稳定程度，是否需要固定，能否承受运动产生的应力，运动对于骨折是否有益等。了解这些对于骨质疏松骨折患者的功能康复具有指导意义。

3. 功能评定

康复工作的主要任务是恢复功能。对于功能的评估是骨质疏松康复重要的、必不可少的内容。由于疼痛、骨折及心理因素、环境因素导致的功能障碍都成为我们研究的对象。针对各个方面的功能问题，我们都有了较为统一的量表和标准。例如运用广泛 Barthel 指数评定法，它不仅可运用于偏瘫的评估，对于骨质疏松的评估也可借鉴。此外功能独立性评价量表（FIM），以及评估情绪的量表，如汉密尔顿焦虑抑郁量表等，对于骨质疏松患者功能的各个方面都提供了很好的评估途径。

4. 生存质量评定

提高生存质量是康复工作的最终目标之一。生存质量的评定是骨质疏松患者康复过程中的一个重要方面。一般的生存质量评定包括以下内

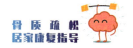

容。①躯体方面：活动受限、功能、卧床天数等。②心理方面：焦虑或压抑，心理健康状况，行为情绪控制，认知能力。③社会方面：人际交往的频率、社会支持和网络。④职责：因健康原因导致职责能力的受限情况。⑤健康的自我评价：对目前健康状况的评价，对未来健康状况的展望。⑥经济状况。

5. 骨质疏松患病危险因素的评定

骨质疏松患病危险因素的评定主要是易患因素的评定，包括遗传与种族、体重、性别、营养状况、运动等，此外还有平衡功能、环境功能、运动功能、感觉功能、视觉功能、行为功能等。

（王　亮）

第七章　骨质疏松的风险评估和诊断程序

第一节　骨质疏松的风险评估

骨质疏松的风险评估是一个全面系统的工作，涉及从骨结构、骨质量等基础问题到患者的症状、功能、生存质量等多层面的问题。我们只有进行全面的评估，对骨质疏松的干预才能更具有针对性、个体性和科学性。骨质疏松的严重并发症是骨质疏松性骨折，而引起骨质疏松性骨折的直接原因是跌倒，而高血压、眩晕、神经系统疾病（帕金森综合征、脑卒中等）、心脏病、足病以及有跌倒史、疼痛、服用镇静药物等原因又会导致跌倒发生的危险增加，因此骨质疏松的风险应综合评估。

第二节　骨质疏松的诊断程序

（1）建立骨质疏松的诊断，采用双能X线骨密度仪（DXA）测定股骨颈骨密度（BMD），拍摄X线片。

（2）查明原因。如甲状腺功能检查除外甲状腺功能亢进，尿皮质醇测定除外皮质醇增多症。男性应除外性腺功能减退、酗酒、长期服用糖皮质激素和抗癫痫药等病因。

（3）实验室检查，如蛋白电泳、血沉、血钙（Ca）、血磷（P）、血清碱性磷酸酶（AP）等。

（4）骨质疏松应与多发性骨髓瘤、骨软化症、甲状旁腺功能亢进、垂体泌乳腺毒瘤等相鉴别。

（王　亮）

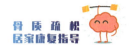

第八章 轻松掌握骨质疏松的诊断方法

第一节 骨质疏松的病因诊断

目前常用的骨质疏松诊断方法主要是通过测定骨密度来反映患者的骨量情况。

1. 单光子骨密度测定（SPA）

SPA 是最常用的测定长骨骨矿物含量的方法，也是最早的方法。此法放射剂量小，费用低，可信度高，患者易接受。但此法只适用于测定软组织少的部位。

2. 双光子骨密度测定（DPA）

DPA 适用于测定中轴骨的矿物含量，准确性和精确性要高于 SPA，但费用较高。DPA 和 SPA 均采用放射性物质作为放射源，因而存在放射性污染问题。

3. 双能 X 线骨密度测定（DXA）

DXA 测定原理与 DPA 相似，但不使用放射性元素而是采用 X 线，这样更为简单，且较 DPA 更为精确，扫描时间短，测定部位选择范围大，是目前公认的测量骨密度的最佳方法。

4. 定量 CT（QCT）

QCT 的原理也是通过 X 线衰减来反映骨密度，但采用的是计算机断层成像（CT）技术，可以同时观察椎体的横截面。此法为观察中轴骨早期代谢变化提供了敏感的指标。

5. 全身中子活动分析

全身中子活动分析用来测量全身钙的含量，从而确定全身的骨量，评价骨质疏松的情况。

6. 定量超声法（OUs）

定量超声法为近年来出现的新方法，利用超声波在骨骼中的传导速度反映骨的强度。即用骨的密度、微结构和脆性的综合参数指标来诊断骨质疏松并预测骨折的危险性。此法使用方便，无放射性，费用低。

7. 骨活检和非脱钙骨组织切片技术

骨活检和非脱钙骨组织切片技术是一种有创伤的检查方法。通过活检进行组织切片可以直接观察骨组织形态和骨矿物的数量及质量，因此可以用来诊断骨质疏松。

第二节 骨质疏松的分型诊断

一、原发性骨质疏松

原发性骨质疏松主要是由于年龄增加、器官生理功能退行性变和性激素分泌减少引起的骨质疏松，如绝经后骨质疏松、老年性骨质疏松。

二、继发性骨质疏松

由于某种疾病或药物等诱发的骨质疏松，根据发病原因可分为先天性骨质疏松、内分泌性骨质疏松、营养缺乏性骨质疏松、血液系统性骨质疏松、药物性骨质疏松、肾性骨质疏松、失重性或失用性骨质疏松、其他原因的骨质疏松，具体分型诊断可根据前文描述诊断。

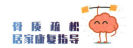

三、特发性骨质疏松

特发性骨质疏松包括青少年骨质疏松、青壮年骨质疏松，妊娠期、哺乳期骨质疏松或骨量减少。

第三节 骨质疏松的严重程度诊断

骨质疏松严重程度根据骨密度测定结果进行分级。骨密度的测量结果与健康年轻人数据两者之间涉及一个标准差（SD），根据世界卫生组织（WHO）诊断标准，骨质疏松的定义基于骨密度水平，如果T分数在"标准"范围内，则骨密度被认为正常，而比正常平均骨密度峰值低2.5个标准差的人称为骨质疏松患者，这些人群最终超过95%的人发生骨折。

（1）正常：骨密度在年轻人平均值的1个标准差内（+1~−1SD）。

（2）低骨密度：骨密度低于年轻人平均值1~2.5个标准差（−1~−2.5SD）。

（3）骨质疏松：骨密度低于年轻人平均值2.5个标准差（−2.5SD）。

（4）严重骨质疏松：骨密度低于年轻人平均值2.5个标准差，伴有一处或多处骨质疏松性骨折。

第四节 骨质疏松的鉴别诊断

按照上述临床判断，脆性骨折或骨密度检测可诊断骨质疏松，但必须明确其为原发性还是继发性。临床上特别要重视继发性骨质疏松病因的寻找，这也是我们常常误诊的原因。使用某些药物如糖皮质激素等引起的骨质疏松，只要详细询问病史，即可明确是否有使用影响骨代谢的

第八章 轻松掌握骨质疏松的诊断方法

药物。而对于某些肿瘤或者其他疾病导致的骨量丢失或者骨质疏松，尤其要重视相关的实验室检查，按照骨质疏松诊断流程，必须检查血常规、尿常规、血沉、肝肾功能、血糖、血钙、血磷、碱性磷酸酶（ALP）、甲状旁腺激素（PTH），有条件的单位应检测血骨转换指标，可选择骨吸收和骨形成各一项，以及25-羟基维生素D（表8-1）。

检查结果	可能疾病	备注
低血磷、高ALP、低骨密度	骨软化	假性骨折
高血钙、高ALP、低骨密度	甲状旁腺功能亢进	尿高钙、泌尿系结石
低骨密度、血沉快	多发性骨髓瘤	贫血、骨骼溶骨性破坏
血钙、血磷、ALP正常，低骨密度	原发性骨质疏松	–
血钙、血磷、ALP正常，低骨密度	成骨不全	蓝巩膜、多次骨折
高骨密度、高ALP	畸形性骨炎	X线有特征性表现
高骨密度，血钙、血磷、ALP正常	骨硬化、前列腺癌	–

（王 亮）

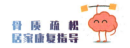

第九章　骨质疏松的药物治疗

在 40 多年前，当时治疗骨质疏松的药物只有钙剂和蛋白同化激素两种，而到了 40 年后的今天，治疗骨质疏松的药物越来越多，给人们带来了更多治愈的机会，但同时也给人们带来了不少烦恼。吃哪种抗骨质疏松的药物，该怎么吃，吃多久，会不会有不良反应，等等，这些问题往往长期伴随着骨质疏松患者。充分了解自己所服用的药物，对患者规律、按时服用药物有良好的帮助。

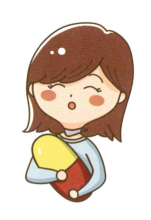

总的来说，治疗骨质疏松的药物分为抗吸收剂和合成代谢剂两类。抗吸收剂的主要作用机制是通过抑制破骨细胞的活性来减少骨吸收，该类药物包括降钙素、二膦酸盐类、雌激素、选择性雌激素受体调节剂和狄诺塞麦；而合成代谢剂是通过刺激成骨细胞从而刺激新的骨形成。这些药物对骨骼外组织和器官有一定的好处，但同时也可能存在一些不良反应。目前治疗骨质疏松的方法主要集中在增加患者的骨密度和规避骨折的风险上，因此对于不同类型的骨质疏松患者，应该在确定患者的病因后正确选择药物。如对于绝经后骨质疏松的患者，可选用性激素类药物、钙补充剂、活性维生素 D 和其他治疗药物，同时也应该告诉患者改变与骨质疏松发生有关的生活习惯，以保证疗效。

并不是所有的骨质疏松患者都需要服用药物进行干预。其中具备以下情况之一者，可以考虑药物治疗：①确诊骨质疏松患者（骨密度：T 值 ≤ -2.5），无论是否有过骨折；②骨量低下的患者（骨密度：-2.5 < T 值 ≤ -1.0）并存在一项以上骨质疏松危险因素，无论是否有过骨质

第九章 骨质疏松的药物治疗

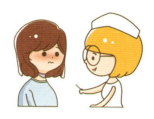

疏松；③无骨密度测定条件时，但具备以下情况之一者，也需考虑药物治疗：a.已发生过脆性骨折；b.亚洲人骨质疏松自我筛查工具（OSTA）筛查为"高风险"；c.骨折风险预测简易工具（FRAX）检出髋部骨折概率≥3%或任何重要的骨质疏松性骨折发生概率≥20%。

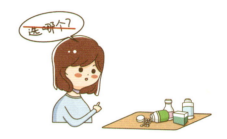

只有符合以上标准，同时在医务人员的指导下，方可开始服用药物。对于骨质疏松的用药，目前推荐的方法是基本营养素的补充和药物治疗两种方法。基本营养素指钙补充剂和活性维生素D，是为预防骨质疏松和不太严重的骨质疏松患者设计的，再配合饮食和生活习惯的改变，可以达到预防以及治疗的目的。对于病情较重或严重骨质疏松患者，基本营养素是达不到治疗目的的，应根据患者具体情况在给予基本营养素的同时加入其他药物治疗。下面将对目前常见的抗骨质疏松药物进行逐一阐述。

第一节　二膦酸盐类药物

一、概述

二膦酸盐是焦磷酸盐的稳定类似物，其特征为含有P-C-P基团。二膦酸盐与骨骼羟磷灰石结晶具有很高的亲和力，能特异性结合到转换活跃的骨表

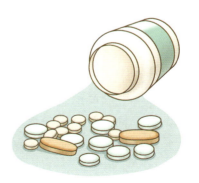

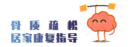

面上从而抑制破骨细胞的功能，抑制骨吸收。二膦酸盐（BPs）类药物作为治疗骨质疏松推荐的一线药物，可以增加骨密度，降低骨折风险。该类药物包括阿仑膦酸钠、利塞膦酸钠、伊班膦酸钠、唑来膦酸钠、氯屈膦酸二钠、帕米膦酸钠、依替膦酸二钠等。

二、二膦酸盐类药物的差异性

不同二膦酸盐类药物抑制骨吸收的效力差别比较大，因此临床使用也存在着差异。

阿仑膦酸对骨骼具有高亲和力，而且其作用时间持续较长。阿仑膦酸对骨的保护性、抗断裂作用的产生会因骨的所在部位而具有时间上的差异，如椎骨12个月后、髋关节18个月后、其他骨24个月后。依替膦酸酯对骨骼的亲和力低，在服用药物后至少需要6个月才开始对椎骨和非椎骨产生保护性抗断裂的作用。

针对唑来膦酸的研究显示：对于脊柱骨密度的增加，使用唑来膦酸并不能降低骨折的风险。氯屈膦酸是一种弱的二膦酸盐类药物，在其临床试验中对椎骨和髋骨的骨密度以及降低椎骨和非椎骨的骨折风险均有积极的影响，用于骨质疏松的治疗已在欧洲获得批准。一项研究分析比较了不同二膦酸盐类药物的短期疗效，包括阿仑膦酸钠、氯屈膦酸二钠、伊班膦酸钠、帕米膦酸钠、利塞膦酸钠、唑来膦酸钠、依替膦酸二钠等预防原发性骨质疏松骨折的疗效。其中，在对任意部位骨折的预防中最有效的二膦酸盐类药物是唑来膦酸钠，但仅在预防髋部骨折方面显示出最高的有效性。总体而言，二膦酸盐类药物的选择取决于患者的耐受性，病史和药物成本。二膦酸盐类药物在骨密度和骨折风险中的影响因素有所不同。一些原因与既往研究人群的年龄和性别，绝经前或绝经后的状态，有无骨折史，研究类型（观察性或临床试验）及其与安慰剂或其他药物治疗骨质疏松的比较有关。

第九章 骨质疏松的药物治疗

三、二膦酸盐类药物的疗效评估与治疗方案

根据美国临床内分泌学家协会（AACE）的报告，可以通过每隔1年的时间连续评估骨密度（髋关节和腰骶部）来监测对治疗的反应（与二膦酸盐类药物及其他药物治疗骨质疏松均有关），二膦酸盐类药物的治疗直到骨密度变化稳定，然后每两年重复一次。在某些情况下，药物的吸收或功效可能会削弱，建议把测量骨转换标记作为额外的检测选择；在治疗之前和服用二膦酸盐类药物或其他抗吸收剂后3~6个月，选择尿N-末端肽（NTX）和血清羧基末端胶原交联（CTX）进行检测。对于骨折风险高的患者推荐进行持续5年以上的二膦酸盐类药物治疗。如果临床医生决定停止治疗，则有必要每年或每半年评估骨密度，同时测量骨骼标记物并评估其变化情况。

四、使用二膦酸盐类药物的注意事项

在使用二膦酸盐类药物之前，应评估是否存在低钠血症、维生素D缺乏症或肾功能不全。二膦酸盐类药物的摄入可能会导致过敏和严重肾损伤，而妊娠及哺乳期女性也禁用。通过检测血清Ca、25-羟维生素D和肌酐水平来启动二膦酸盐类药物，并评估可影响二膦酸盐类药物使用和吸收的合并症。为了达到二膦酸盐类药物治疗的良好功效，有必要通过适当的摄取或补充营养素来维持钙和维生素D的最佳水平（例如，口服5万~10万国际单位作为负荷剂量）。合并症中有以下几点应特别关注。

（1）合并食管疾病如贲门失弛缓症，应在口服二膦酸盐类药物之前进行评估。最常报道的口服二膦酸盐类药物的不良反应是胃肠道紊乱，特别是消化不良和食管炎。存在活动性胃及十二指肠溃疡、反流性食管炎患者禁用。因此，口服二膦酸盐类药物时应同服200~230毫升水，至少直立30分钟，并避免吸吮或咀嚼药片。

（2）静脉输注含氮二膦酸盐类药物可引起一过性发热、骨痛和肌

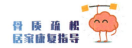

痛等流感样不良反应，多在用药3天后逐渐缓解，症状明显者，可予以非甾体抗炎药对症治疗。

（3）在牙科疾病或其他危险因素（如使用糖皮质激素或吸烟）的患者中，建议在口服或静脉注射二膦酸盐类药物治疗前进行预防性牙科诊治。在治疗时，患者应尽可能避免侵入性牙科手术。对于必须进行牙科手术的患者，没有数据可以证实停止治疗可降低下颌骨坏死的风险，但仍建议服用者可停药半年后或骨吸收生化标志物达到正常水平再实施手术，而且手术后至少停用二膦酸盐类药物3个月。主管医生的临床判断应根据个人利益－风险评估指导每位患者的治疗计划。在治疗期间，应鼓励所有患者保持良好的口腔卫生，接受常规牙科检查，并报告任何口腔症状，如牙齿松动、疼痛或肿胀。存在耳部症状（包括慢性耳部感染）的患者应考虑外耳道骨坏死的可能。外耳道骨坏死的可能危险因素包括类固醇使用、化学疗法和（或）局部危险因素如感染、创伤。

（4）在治疗期间，应建议患者报告有无大腿、髋关节或腹股沟处疼痛，并且任何有这种症状的患者应评估是否可能为非典型的股骨骨折。目前发病原因尚不明确，与二膦酸盐类药物的关系并不确定。为提高应用二膦酸盐类药物的安全性，需要长期使用者定期进行评估。

（5）关于心房颤动，目前没有大样本的临床研究表明心房颤动与二膦酸盐类药物治疗有直接关系。

（6）使用二膦酸盐类药物前应检测肾功能，进入血中的二膦酸盐类药物约60%以原形从肾脏排泄，对于肾功能异常的患者，应慎用此类药物或酌情减少药物剂量。特别是通过静脉输注的二膦酸盐类药物（肌酐清除率＜35毫升/分钟的患者不宜使用此类药物）。静脉输注时间不应少于15分钟，液体不应少于250毫升。

尽管二膦酸盐类药物发生严重不良反应的病例报告偶有出现，但仍然被推荐为骨质疏松的一线治疗药物，这是基于使用二膦酸盐类药物的风险收益比，特别是对降低骨折风险具有良好的作用。

第九章　骨质疏松的药物治疗

五、五种二膦酸盐类药物

在口服二膦酸盐类药物时，为减少该类药物对上消化道的刺激，应同服 200~300 毫升水，服药后至少直立 30 分钟，服药期间避免同时服食饮料或其他药物。

（一）阿仑膦酸钠

阿仑膦酸钠为氨基二膦酸盐类药物，其抑制骨吸收的作用较强，而且应用治疗剂量时并不影响骨的矿化。抑制骨吸收的作用约为羟乙膦酸钠的 1000 倍，而当治疗剂量达到羟乙膦酸钠的 6000 倍时，才会影响骨的矿化，故一般治疗剂量不会引起骨的矿化障碍，因而可长期使用。

【适应证】

适用于绝经后骨质疏松、男性骨质疏松和糖皮质激素诱发的骨质疏松。

【疗效】

临床研究证明增加骨质疏松患者腰椎和髋部骨密度，降低发生椎骨及非椎骨骨折的风险。

【用法用量】

口服片剂，70 毫克，每周 1 次；或 10 毫克，每日 1 次；阿仑膦酸钠 70 毫克 + 维生素 D_3 2800 国际单位的复合片剂，每周 1 次。

【注意事项】

胃及十二指肠溃疡、反流性食管炎患者慎用。

（二）伊班膦酸钠

【适应证】

适用于绝经后骨质疏松。

【疗效】

该药能增加骨质疏松患者腰椎和髋部骨密度，降低发生椎骨及非椎骨骨折的风险。

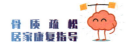

【用法用量】

静脉注射剂,伊班膦酸钠 2 毫克,加入 250 毫升生理盐水中,静脉滴注 2 小时以上,每 3 个月 1 次。或每月口服 150 毫克。

【注意事项】

肾脏肌酐清除率 < 35 毫升 / 分钟的患者禁用。口服制剂的副作用包括上消化道副作用和肠梗阻。静脉给药的副作用可表现为流感样症状,可能与急性期反应相关,通常是短暂的,并且仅在第一次注射后才发生。

(三)利塞膦酸钠

利塞膦酸钠是一种较新的口服二膦酸盐类药物,用于预防和治疗绝经后骨质疏松、糖皮质激素诱发的骨质疏松和 Paget's 骨病。利塞膦酸钠在绝经后骨质疏松治疗中,能增加骨密度,降低骨折发生率。服用利塞膦酸钠比阿仑膦酸钠发生胃溃疡的概率小。这种药物在服用 1 年后,可将椎骨骨折的危险率降低 65%,是目前治疗骨质疏松疗效最快、最好的药物之一。

【适应证】

适用于绝经后骨质疏松和糖皮质激素诱发的骨质疏松,也有用于治疗男性骨质疏松。

【疗效】

该药可以增加骨质疏松患者腰椎和髋部骨密度,降低发生椎骨及非椎骨骨折的风险。利塞膦酸钠 5 毫克 / 天可用于预防绝经后骨质疏松、糖皮质激素诱发的骨质疏松。在患有骨质疏松的绝经后女性中,每日 5 毫克的利塞膦酸钠可减少椎骨和非椎骨骨折。

【用法用量】

利塞膦酸钠 5 毫克,口服,每日 1 次,或利塞膦酸钠 35 毫克,口服,每周 1 次。

【注意事项】

胃及十二指肠溃疡、反流性食管炎者慎用。副作用包括上消化道症

第九章　骨质疏松的药物治疗

状、肠紊乱、头痛和肌肉骨骼疼痛。

（四）唑来膦酸钠

【适应证】

适用于绝经后骨质疏松。国外用于治疗糖皮质激素诱发的骨质疏松。

【疗效】

该药可以增加骨质疏松患者腰椎和髋部骨密度，降低发生椎骨及非椎骨骨折的风险。

【用法用量】

静脉注射剂，唑来膦酸 5 毫克，静脉滴注至少 15 分钟。

【注意事项】

肾脏肌酐清除率 < 35 毫升 / 分钟的患者禁用。在第一次注射后偶有类似于流感样症状。

（五）依替膦酸二钠

依替膦酸二钠又名羟乙膦酸钠，为骨吸收抑制剂。低剂量时，通过抑制破骨细胞活性，防止骨的吸收，降低骨转换率而达到骨钙调节作用。

【适应证】

适用于原发性骨质疏松、绝经后骨质疏松和药物引起的骨质疏松。

【疗效】

该药能增加骨质疏松患者腰椎和髋部骨密度，降低椎骨骨折风险。

【用法用量】

口服，每次 200 毫克，每日 2 次，餐前或餐后 2 小时服。

【注意事项】

服药 2 小时内，避免食用高钙食物及含矿物质的维生素或抗酸药。肾功能损害者、孕妇及哺乳期女性慎用。若出现皮疹、皮肤瘙痒等过敏症状应停药。

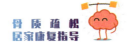

第二节 雌激素替代疗法

一、概述

女性的骨量从35~40岁开始缓慢丢失,绝经后的5~8年为骨量快速丢失期,骨量丢失率达2%~8%。雌激素缺乏是绝经后女性骨量丢失的重要原因,若在此期间用雌激素替代疗法,疗效最明显。雌激素属于类固醇激素,通过骨骼中雌激素受体发挥作用。成骨细胞中有雌激素受体,雌激素对成骨细胞的作用是通过调节骨基质蛋白、细胞因子和转录因子的产生来实现促进成骨细胞的增殖和胶原的合成。雌激素类药物能抑制骨转换,防止骨量丢失。临床研究已经证明,雌激素替代疗法能防止骨量丢失,降低骨质疏松发生率,能降低椎骨和非椎骨骨折的发生风险。但雌激素替代疗法不能恢复已丢失的骨量。治疗应从绝经后尽早开始,连续用药5~10年,才能保持雌激素对骨矿的远期维持作用。如果停用雌激素,增加的骨量将在1~2年内迅速再度丢失。在各国指南中,雌激素类药物均被明确列入预防和治疗绝经后女性骨质疏松药物。

由于雌激素对绝经后骨质疏松的重要作用,可使用雌激素替代疗法(ERT)或雌激素孕激素替代疗法(HRT)对绝经后骨质疏松进行有效预防。虽然雌激素对骨骼健康的主要作用是减少骨吸收,但研究其也有合成骨代谢的作用。

二、雌激素替代疗法的注意事项

绝经后女性正确使用雌激素治疗,总体是安全的,但尚有以下几点需要关注。

(1)雌激素替代疗法与子宫内膜癌:有子宫的女性长期只补充雌激素,确实增加了子宫内膜癌的发病风险。目前,对有子宫的女性在补充雌激素的同时,也适当补充孕激素,可大大减少子宫内膜癌的发病风险。

第九章 骨质疏松的药物治疗

（2）雌激素替代疗法与乳腺癌：目前国际上对绝经后女性用雌激素治疗与乳腺癌的关系仍有争议，但应当放心的是，其可能发生乳腺癌的风险不大，每年小于1/1000。但乳腺癌仍是雌激素治疗的禁忌证。

（3）雌激素替代疗法与血栓：雌激素治疗有增加血栓的风险。因此血栓是雌激素治疗的禁忌证。

（4）雌激素替代疗法与心血管风险：雌激素替代疗法不用于心血管病的预防。没有心血管危险因素的女性，60岁以前开始进行雌激素治疗，可能对其心血管有一定的保护作用；已经有血管损害的女性，可以考虑60岁以后开始使用雌激素治疗，其对心血管不存在保护作用。

（5）雌激素替代疗法与体重：虽然在大剂量使用雌激素治疗时会出现水钠潴留而使体重增加，但针对绝经后骨质疏松使用的低剂量一般不会引起水钠潴留。

三、雌激素替代疗法的治疗原则

首先不建议使用HRT或ERT作为骨质疏松的一线预防性治疗。建议在最低有效剂量下和短时间内使用雌激素治疗。雌激素替代疗法对骨密度的有效作用将在停药后第一年降低近5%。实施雌激素替代疗法前应对患者进行全面评估、权衡利弊，需明确患者确有治疗适应证，排除禁忌证。同时应告知患者治疗方案可能的获益和风险，并取得患者同意。雌激素替代疗法应遵循以下原则。

（1）具有明确的适应证和禁忌证。

（2）绝经早期开始使用（<60岁），收益更大，风险更小。

（3）应用最低有效剂量。

（4）治疗方案个体化。

（5）局部问题局部治疗。

（6）坚持定期随访和安全性检测。

（7）是否继续用药应根据每位女性的特点每年进行利弊评估。

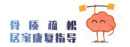

四、常见雌激素药物介绍

替勃龙是除美国以外国家广泛使用的雌孕激素复合制剂。其具有弱雌激素、雄激素和孕激素活性，具有雌激素活性使骨量增加，又有孕激素活性防止增加子宫内膜癌的风险。被制成片剂，并以世界各地的不同品牌商品化，例如西班牙的 Boltin® 或 Tibocina® 以及澳大利亚的 Xyvion®。替勃龙用于预防骨质疏松和治疗绝经期血管舒缩症，可降低绝经后女性椎骨（45%）和非椎骨（26%）的骨折风险。

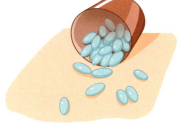

【适应证】

适用于小于 60 岁的围绝经期和绝经后女性，特别是有绝经期症状及有泌尿生殖道萎缩症状的女性。

【禁忌证】

激素依赖性肿瘤（乳腺癌、子宫内膜癌）、血栓性疾病、不明原因阴道出血及活动性肝病和结缔组织病为绝对禁忌证，子宫肌瘤、子宫内膜异位症、有乳腺癌家族史、胆囊疾病和垂体泌乳素瘤者慎用。

【用法用量】

口服：每次 2.5 毫克，每日 1 次；也有建议每次 1.25 毫克，每日 1 次。

【注意事项】

严格掌握雌激素替代疗法的适应证和禁忌证，绝经早期开始用，使用最低有效剂量，规范进行定期安全性检测。

第三节　选择性雌激素受体调节剂

一、概述

选择性雌激素受体调节剂（SERMs）不是雌激素，其含有非甾体

第九章 骨质疏松的药物治疗

合成化合物，特点是选择性地作用于雌激素的靶器官，与不同形式的雌激素受体结合后，产生不同的生物效应。具有与雌激素对骨骼和心血管系统相似的作用。由于雌激素在骨骼外器官中存在不良反应，因此限制了部分人群的使用，而 SERMs 却可用于男性和女性骨质疏松的治疗。该类型药物包括雷洛昔芬、多巴昔芬、他莫昔芬和拉索昔芬。

二、各种 SERMs 类药物的治疗效果以及相关风险

（一）雷洛昔芬

雷洛昔芬是该类药物首个产品。在雷洛昔芬评估试验和雷洛昔芬用于心脏病研究的多个结果中，显示了其对骨骼的有益作用，可降低椎骨骨折风险，但对非椎骨骨折风险没有显著影响。根据临床试验，雷洛昔芬对骨密度的安全性和有效性可以延长 8 年。虽然一些临床医生在 8 年后继续使用，但在继续使用后，骨密度没有显示出更好的改善作用。由于使用雷洛昔芬并不能增加绝经后女性降低的骨密度，因此不推荐在绝经后女性人群中使用该药物。雷洛昔芬可以降低乳腺癌的风险，但可以增加脑卒中、血栓栓塞、腿部抽搐等风险。

（二）多巴昔芬

多巴昔芬与雷洛昔芬对骨质疏松的有相似的治疗作用，但其长期安全性或其对乳腺癌风险的影响尚未确定。多巴昔芬可用于治疗骨质疏松及绝经后潮热。

（三）他莫昔芬

他莫昔芬可以通过抑制对骨骼的雌激素作用，使绝经前女性的骨密度减少，而该药物对绝经后女性的影响恰恰相反。但其对绝经前乳腺癌预防或治疗的影响是有效的。因此，可以通过评估人群的骨密度来监测骨骼的健康状况。以前的研究表明，他莫昔芬可增加或稳定骨密度，并降低绝经后患者的骨折率，但由于他莫昔芬的使用与子宫内膜增生或癌症的风险以及阴道出血之间存在正相关，因此不应被视为治疗骨质疏松的 SERMs 类的一线治疗选择。

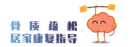

（四）拉索昔芬

拉索昔芬对骨骼具有保护作用，目前只在欧洲批准使用。在绝经后骨质疏松女性进行的不同临床实验研究中，与安慰剂相比，拉莫昔芬剂量在 0.25 毫克/天、0.5 毫克/天时，出现了一些与剂量相关的有利和不利影响。0.5 毫克/天剂量与 0.25 毫克/天剂量的拉索昔芬相比，降低了椎骨和非椎骨骨折、雌激素阳性乳腺癌、心血管疾病（CVD）、脑卒中的相关风险，但血栓栓塞事件的发生风险增加了。

三、SERMs 类药物的困境

二膦酸盐类药物被认为是绝经后女性预防骨质疏松的一线选择，该类药物被推荐用于治疗骨质疏松是在选择雌激素受体调节剂之前。应该考虑到的是 SERMs 类药物对非骨骼器官的影响，这对患者选择用药起到重要的作用。雷洛昔芬禁用于预防或治疗绝经前女性的骨质疏松。在服用他莫昔芬的人群中需要进行骨密度监测。目前市面上的 SERMs 类药物还存在着诸多问题，限制了其在人群中的推广。

第四节　降钙素

一、概述

降钙素拥有天然的 32 氨基酸肽，由甲状腺 C 细胞分泌，是一种钙调节剂激素，能抑制破骨细胞的生物活性和减少破骨细胞的数量，从而阻止骨量丢失并增加骨量。降钙素的另一突出特点是能够明显缓解骨痛，对骨质疏松性骨折或骨骼变形所致的慢性疼痛以及骨肿瘤等疾病引起的骨痛均有良好止痛效果，因而更适合有疼痛症状的骨质疏松患者。在一线药物无法应答或者患者不能耐受的情况下，被认为是骨质疏松的二线药物。

二、降钙素的治疗效果及相关风险

降钙素以两种剂型给药，注射剂和鼻喷剂。降钙素鼻喷剂的生物利用度约为其肌内注射途径的1/4。目前，人类降钙素和鲑鱼降钙素已在临床试验中进行了研究。鲑鱼降钙素由于其与人类降钙素受体的高亲和力比人类降钙素高40倍以上，因而被广泛使用。通过经皮下和鼻内途径使用鲑鱼降钙素，对男性和女性骨质疏松均显现出良好的效果，但在绝经后早期的骨质疏松女性中，其效果没有足够的数据。因此，建议绝经后5年以上的骨质疏松女性进行二线治疗。

降钙素与二膦酸盐类药物相比，其有效性较低，长期使用增加了患癌症的风险，降低了可用性，因此降钙素通常不用于治疗骨质疏松，除非缓解急性骨质疏松性疼痛（发作<10天）。降钙素对治疗慢性疼痛（3个月以上）是无效的。降钙素的不良反应包括恶心、呕吐、潮红、过敏反应、低钙血症、鼻不良反应、降钙素抗体形成和前列腺癌。因此在需要的情况下，应在6个月内停止使用，或在缓解急性骨质疏松性疼痛后，迅速改为其他药物治疗骨质疏松。

目前，降钙素已从欧洲和加拿大市场撤出，但国内仍作为二线的抗骨质疏松药物在使用。

三、常见降钙素类药物介绍

（一）鲑鱼降钙素

【适应证】

鲑鱼降钙素适用于绝经后骨质疏松。

【疗效】

鲑鱼降钙素可增加骨质疏松患者腰椎和髋部骨密度。每日给予200国际单位鲑鱼降钙素鼻喷剂，能降低发生椎骨

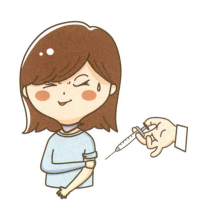

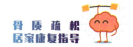

及非椎骨骨折的风险，且能明显缓解骨痛。

【用法用量】

鲑鱼降钙素有鼻喷剂和注射剂两种剂型。鲑鱼降钙素鼻喷剂用量为每日 200 国际单位；鲑鱼降钙素注射剂一般用量为 50 国际单位 / 次，皮下注射或肌内注射，根据病情每周 2~7 次。

【注意事项】

少数患者可有面部潮红、恶心等不良反应，偶有过敏现象，可按照药品说明书的要求进行过敏试验。

（二）鳗鱼降钙素

【适应证】

鳗鱼降钙素适用于绝经后骨质疏松。

【疗效】

鳗鱼降钙素能增加骨质疏松患者腰椎和髋部骨密度，能明显缓解骨痛。

【用法用量】

鳗鱼降钙素注射剂，一般用量为 20 国际单位 / 周，肌内注射。

【注意事项】

少数患者可有面部潮红、恶心等不良反应，偶有过敏现象，可按照药品说明书的要求进行过敏试验。

第五节　组织蛋白酶 K 抑制剂

组织蛋白酶 K 是由破骨细胞表达的半胱氨酸蛋白酶，可降解导致骨吸收的基质蛋白和 I 型胶原蛋白。组织蛋白酶 K 抑制剂如奥达那卡替、百日咳和奥当卡替可以减少骨吸收和骨形成。

奥当卡替对绝经后骨质疏松女性的骨吸收减少 50%，骨形成减少

30%，对伴有髋部和椎骨密度改变均具有有益的作用。奥当卡替对骨密度的有益作用是剂量依赖性的，通过治疗可持续 5 年。此外，其降低骨折风险的作用与二膦酸盐类药物和狄诺塞麦对类似骨部位的作用相当。奥当卡替可以减少类似于阿仑膦酸钠的骨吸收，骨形成几乎没有变化，并且可以增加与阿仑膦酸钠相当的腰椎、髋骨和股骨颈骨密度。然而，其安全性尚未确定，所有这些效果在停止治疗后都是可逆的。因此，在暂停组织蛋白酶 K 抑制剂治疗后应加入另一种药物，以防止其对骨骼造成损失。组织蛋白酶 K 抑制剂的主要不良反应是斑块状皮肤增厚，还有报道的一些不良反应包括脑卒中风险，动脉纤维性颤动和非典型骨折。

第六节　雷奈酸锶

一、概述

锶是人体必需的微量元素之一，参与人体许多生理功能和生化效应。锶的化学结构与钙和镁相似，在正常人体软组织、血液、骨骼和牙齿中存在少量的锶。雷奈酸锶为人工合成的锶盐，是一种抑制吸收类药物，欧洲批准用于治疗高危非椎骨和髋部骨折且不能耐受其他药物的绝经后骨质疏松女性。在欧洲该药物还被建议用于高危骨折风险的骨质疏松患者。

二、治疗效果和相关风险

雷奈酸锶具有适度抗骨吸收效应和对骨形成的有益效果。破骨细胞功能受到抑制以及通过锶钙传感受体（CaSR）促进成骨细胞的活性，从而导致骨密度的增加和骨折风险的降低。由于通过锶盐替代羟基磷灰石晶体中的 Ca^{2+} 导致骨密度明显增加，对骨密度检测产生影响，

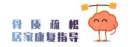

导致误差。因此，在雷奈酸锶治疗骨质疏松后观察到骨密度的变化幅度增大并不意味着骨折风险降低得更大。换句话说，更大的骨密度并不意味着骨折风险降低得更大。常见的不良反应有心血管疾病，如静脉血栓栓塞、心肌梗死，神经系统症状，如头痛、癫痫发作、记忆丧失，罕见不良反应是过敏反应如嗜酸性粒细胞增多症药物疹和全身症状（DRESS综合征）。当心血管疾病或DRESS综合征发展时，应停用雷奈酸锶治疗。

三、雷奈酸锶作用介绍

【适应证】

雷奈酸锶适用于治疗绝经后骨质疏松。

【疗效】

雷奈酸锶可同时作用于成骨细胞和破骨细胞，具有抑制骨吸收和促进骨形成的双重作用。雷奈酸锶能显著提高骨密度，改善骨微结构，降低发生椎骨及非椎骨骨折的风险。

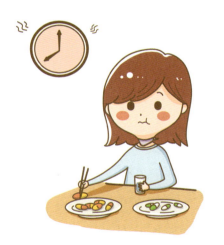

【用法用量】

雷奈酸锶，每日2克，睡前服用。

【注意事项】

雷奈酸锶不宜与钙和食物同时服用，以免影响药物吸收。不推荐在肌酐清除率＜30毫升/分钟的重度肾功能损害的患者中使用。

第七节 合成代谢剂——甲状旁腺素肽类药物

一、概述

内源性甲状旁腺激素（PTH）由84个氨基酸组成，是骨骼和肾脏中钙和磷酸盐代谢的主要调节因子。人体接受每日一次的皮下注射PTH，可使血液中的PTH浓度维持12小时。这种间歇性PTH浓度升高导致骨形成及骨吸收活动均增强。当骨形成指标增幅高于骨吸收指标时，则利于骨形成，而PTH持续高浓度引起骨转化增强却使骨吸收超过骨形成，这两种结果恰好相反，说明随着PTH作用的时间不同，PTH对成骨细胞和破骨细胞功能的调节是不同的。

二、药物疗效与相关风险

特立帕肽是目前市面上PTH的代表性药物，我们将结合特立帕肽这一实例对甲状旁腺素肽类药物的疗效与风险进行阐述。特立帕肽是人甲状旁腺素的重组片段，研究发现其可以明显降低椎骨和非椎骨骨折的发生率，停药后这种作用效果仍可持续数月，骨折风险明显降低。此外，其对男性骨质疏松有独特的效果，二膦酸盐类药物是抑制骨吸收，而甲状旁腺素肽类药物可以促进骨合成，所以该类药物对促进骨折愈合具有作用。但值得注意的是，特立帕肽最好不与二膦酸盐类药物联合应用，因二膦酸盐类药物可能会降低特立帕肽的作用效果。研究证明每天皮下注射特立帕肽20微克可降低70岁以上女性患者65%的椎骨骨折发生率。总体来说，该类药物耐受性较好，部分患者可能出现头晕或下肢抽搐的不良反应。有动物研究报告提出，该类药物可能增加骨肉瘤风险，因此对于合并Paget's病、骨骼疾病放射治疗史、肿瘤骨转移等患者，应避免使用该类药物。过去或现在具有肾结石病史的患者应谨慎使用。在开始PTH治疗之前，如果近两年期间未评估骨密度，血清钙、磷、肌

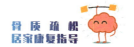

酐、碱性磷酸酶、白蛋白、25-羟基维生素D、24小时尿液钙和肌酐的排泄量时,应进行用药前评估。通常,在PTH治疗的第1~2年期间不建议监测骨密度,但在PTH治疗期间应至少进行一次肾功能和血清钙测量。PTH对骨折风险的有益作用在停止治疗后持续至少18个月(特立帕来肽最多30个月)。

三、常见甲状旁腺素肽类药物介绍

特立帕肽

【适应证】

特立帕肽适用于治疗有骨折高发风险的绝经后骨质疏松。

【疗效】

特立帕肽可显著降低绝经后女性椎骨和非椎骨骨折风险,但对降低髋骨骨折风险的效果尚未证实。

【用法用量】

特立帕肽注射剂,皮下注射20微克/天,注射部位选择大腿或腹部。

【注意事项】

一定要在专业医生指导下应用。用药期间应检测血钙水平,防止高钙血症的发生。治疗时间不宜超过2年。

第八节 抗硬化蛋白抗体

抗硬化蛋白抗体是一种新型抗骨质疏松药物,国内尚未批准使用。压力可以刺激成骨细胞作为机械信号传导,从而导致破骨细胞的表达降低。换句话说,破骨素通过抑制成骨细胞防止骨形成,从而降低成骨细胞的分化、功能和存活。临床试验中发现,随着骨形成标志物的增加和抗骨吸收标记物的减少,脊柱和髋部骨量的出现增加。该药物需要更多的研究来确定最佳剂量、适当的持续治疗时间和抗骨折功效。在其他条件的动物模型中显示了抗硬化蛋白抗体的有益效果，导致骨密度降低，引发结肠炎、类风湿关节炎、骨关节炎、成骨不全，以及 2 型糖尿病等并发症。最常报道的不良反应是在第一次给药后肝酶升高，几个月后可恢复正常，注射部位存在局部反应。目前该类型药物仍需要进行长期的疗效观察以及并发症统计，尚不作为推荐药物。

第九节　中医中药

在中医学中，没有骨质疏松的病名。古代医学著作中记载着"骨痿""骨枯""骨痹"等描述，与骨质疏松有一定的相似之处。根据大量临床研究分析，肾虚是导致骨质疏松的主要原因，同时与脾、肝及血瘀关系密切。但目前对于骨质疏松的辨证分型未有明确标准。主要分为以下几类：肾虚（肾精亏虚、肾阴不足、肾阳虚衰）、肾虚血瘀、脾肾亏虚、血虚水盛等。从中医学角度看，个体的多样性，导致了中药的治疗仍需因人而异，建议骨质疏松患者前往正规医院中医科进行诊疗。同时针灸、推拿等疗法对骨质疏松的治疗效果各异，但其具体作用机制尚不明确。

（倪国新　陈新元）

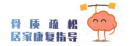

第十章 骨质疏松的非药物治疗

药物治疗是骨质疏松的典型治疗方法。然而，足够的营养补充、日常运动、生活方式的改变等对维持骨骼健康都有重要的作用。国内外研究指出，非药物治疗在一定程度上，同样可以降低骨质疏松导致的椎骨骨折发生的风险。

第一节 营养补充

营养在骨质疏松的发生过程中起到了重要的作用，因此通过合理地调节营养摄入对防治骨质疏松十分重要。

一、钙的补充

（一）为什么要补钙

钙是构成骨的重要组成部分，骨骼不仅是人体的重要支柱，而且还是具有生理活性的组织，作为钙的储库，骨骼在钙的代谢和维持人体钙的内环境稳定方面有一定的作用。在成人的骨骼内，成骨细胞与破骨细胞仍然活跃，钙的沉淀与溶解一直在不断地进行。成人每日有700毫克的钙在骨中进出，随着年龄的增长，钙沉淀逐渐减慢，到了老年，钙的溶出占优势，因而骨质缓慢减少，骨质

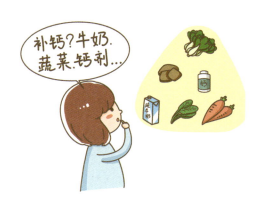

第十章 骨质疏松的非药物治疗

疏松就可能出现了。钙不仅是机体完整性的一个不可缺少的组成部分，而且在机体各种生理学和生物化学过程中起着重要的作用。

补钙是对机体钙的需求量不足时的补充，因此在补钙之前首先要粗略计算每日从食物内摄入的钙量与需要量相差多少，临床症状观察、骨密度检查和有关生化检验等有助于确定是否需要补钙，最好的方式就是寻求医生的帮助，在医生的指导下，选择合适、合理的补钙方式和补钙制剂。

（二）如何选购钙剂

目前市面上的钙剂多种多样，有化学钙、生物钙、螯合钙等，这些钙剂均为复合物，而这些复合物只有转化为钙元素后才能被人体所吸收利用，才能真正达到治疗目的。如何选择合适的钙剂也成了一道难题，通常在选择钙剂上，我们需要注意以下几个关键点。

1. 注意每片钙剂的钙含量

通常，无论是含钙的药物还是含钙的保健品，其说明书均会标注每片或每粒中的钙含量，以钙的含量越高越好。

2. 注意含有什么类型的钙

在不同的钙剂中，钙以不同的方式存在，一般认为碳酸钙含钙量较高，吸收率较为可靠，不良反应相对较少。

3. 注意钙剂的溶解度

钙剂的溶解度直接影响钙的吸收。钙的溶解度可以采用一个较为简单的方式进行测定，将一片钙片投入一杯温水中，约10分钟后，看钙片是否完全溶解。如果完全溶解，说明该钙剂在人体内易于溶解而被吸收。

4. 注意钙磷比例

钙剂中钙磷比例为2∶1时，钙的吸收最佳。

5. 注意是否添加维生素D

在钙吸收的过程中，还需要维生素D的协助，因此，在钙剂中适当添加维生素D是有益的。

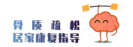

6. 钙剂的副作用

钙剂每日服用量在 1~2 克，一般人长期服用无任何副作用。但在个别情况下，可能出现便秘、肠胀气等副作用。对于部分老年人，长期过量地补钙，可能导致高尿钙症，甚至产生泌尿系统结石。

（三）如何服用钙剂

1. 每天该补充多少钙

常规补充钙剂是安全的，特别是在遵照医嘱的情况下。但是，大部分人，特别是年轻人，购买钙剂往往是自主行为，就应该注意每天的补钙剂量了。在未进行药物治疗并且平时可以正常摄入饮食的人群中，建议每日钙摄入量在 700~1200 毫克。在接受骨质疏松骨质保护治疗的绝经后女性和老年男性中，建议每日补钙在 700 毫克以下。

2. 钙剂与饮食的关系

有研究表明，低钙摄入量是低质量饮食的标志，但是对于需要全面补充营养的人来说，单纯补充钙剂是远远不够的。随着人们经济水平的提高，饮用牛奶已经成为一种常态，我们常常会听到"多喝牛奶就能补钙"，这个其实是正确但又不全面的说法。饮用牛奶是一种行之有效获得全面营养的方法，因为牛奶中含有的不仅仅是大量的钙，还有多种营养成分。正因为牛奶中含有大量的钙，所以并不建议牛奶与钙剂同时服用，一方面是容易导致胃肠道不适，另一方面是机体无法及时吸收钙而导致浪费。

3. 如何才能有效吸收钙剂

钙的吸收是一个复杂的过程，主要依靠肠道中的一类钙结合蛋白通过耗能实现。这一过程还受到其他多种因素的影响，例如激素、食物成分、年龄、服用的其他药物等。在这些因素中，维生素 D 的作用常常被忽略，维生素 D 的主要功能是调节钙结合蛋白的量，这对钙的吸收至关重要。而机体中的维生素 D 通常由食物摄入和阳光照射产生，经过肝、肾活化才具有生理作用。因而，老年人肝肾功能受损，容易导致钙缺乏。

第十章 骨质疏松的非药物治疗

（四）常用的几种钙剂

钙尔奇 D

【适应证】

钙尔奇 D 能促进钙、磷在肠内的吸收，并促进骨骼正常钙化。预防和治疗由于钙和维生素 D 缺乏引起的疾病，如骨质疏松、佝偻病、妊娠及哺乳期缺钙。

【用法用量】

口服：钙尔奇 D600，成人，每次 1~2 片，每日 1 次；儿童，每次半片，每日 1 次。钙尔奇 D300，成人，每次 2 片，每日 2~3 次；儿童，每次 1 片，每日 1~2 次。

【注意事项】

高钙血症患者慎用。

碳酸氢钙

【适应证】

碳酸氢钙能促进牙齿和骨骼钙化，能够补充钙质不足，可用于治疗佝偻病、软骨病、骨发育不全、手足抽搐症及骨质疏松。

【用法用量】

口服：每次 0.6 克，每日 3 次；每次 1.2 克，每日 2 次。

【注意事项】

不良反应偶有便秘，停药后自行消失。可与维生素 D 同时服用。

葡萄糖酸钙

【适应证】

葡萄糖酸钙能降低毛细血管通透性，增加毛细血管壁的致密性，使渗出减少，有消炎、消肿及抗过敏等作用；能与镁离子产生竞争性的拮抗作用，可解救镁盐中毒。用于治疗急性低钙血症、慢性低钙血症、高镁血症、钙缺乏、高钾血症、心搏骤停的复苏、铅中毒所致的肠痉挛，以及骨质疏松。

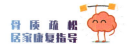

【用法用量】

口服：成人，每次0.5~2.0克，每日3次；儿童，每次0.5~1.0克，每日3次。治疗骨质疏松应同时补充维生素D。

【注意事项】

禁用于高钙血症、肾结石或者有肾结石病史、类肉瘤病、洋地黄中毒患者；脱水或低钾血症等电解质紊乱时，应先纠正低钾，再纠正低钙，以免增加心肌应激性；慢性肾功能不全者慎用，因钙的排泄减少，易导致高钙血症。

二、维生素D的补充

（一）为什么要补充维生素D

维生素D对钙与骨代谢的调节主要是通过其活性代谢产物，即活性维生素D对各个靶器官产生生理效应而实现的，其主要靶器官为小肠、骨和甲状旁腺。生理剂量的活性维生素D通过增加肠道钙吸收，间接抑制骨吸收，从而较好地补充骨钙，优化骨重建。这是活性维生素D治疗骨质疏松的重要机制。

（二）如何选择维生素D

与选择钙剂相类似，选择维生素D同样要关注的药物形式、活化强度和剂量等。

1. 选择维生素D的药物形式

维生素D药物形式的选择与维生素D在体内的两次活化相关。维生素D首先在肝脏活化，后在肾脏活化，最终达到完全活化的维生素D。肝脏的第一次活化表现出高效，受肝病影响较小，肾脏的第二次活化受肾功能好坏的制约。因此对于肾功能不全的患者予以骨化三醇补充维生素D最为适合，因为这类药物不需要经过肾脏代谢。

2. 选择维生素D的活化强度

维生素D及其衍生物的活化强度各异，以骨化三醇活化强度最强，

第十章 骨质疏松的非药物治疗

其作用强度约为维生素 D_2 的 1500 倍，是维生素 D 的最大活化形式。因此需要根据患者的不同需求选择不同活化程度的维生素 D。

3. 选择维生素 D 的剂量

成人维生素 D 的每日摄入量为 400~600 国际单位。

（三）维生素 D 与钙的密切关系

补充钙和维生素 D 通常被认为是其他骨质疏松治疗的辅助因素，研究分析显示，单纯补充维生素 D 不能降低骨折的风险。一项研究表明，摄入足够的钙和维生素 D 对骨量丢失率和骨折风险都有明显的益处。对于维生素 D 的补充有如下建议：①一般来说，绝经后骨质疏松的女性每天摄入钙和维生素 D 的量分别为 1200 毫克（饮食和补充剂的总摄入量）和 800 国际单位。②在绝经前骨质疏松的女性以及男性中，钙和维生素 D 的摄入量分别为 1000 毫克（通过饮食和补充剂的总摄入量）和 600 国际单位。③如果膳食维生素 D 每天摄入量低于 700 毫克，且认为有维生素 D 摄入不足的危险，应给予保护治疗骨质疏松的骨保护疗法。④对于不能充分得到阳光照射的老年人，每日应补充维生素 D 400~800 国际单位。

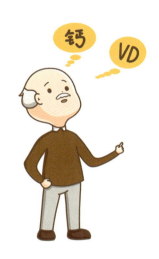

（四）常见的维生素 D 补充剂

骨化三醇

【适应证】

骨化三醇为维生素 D_3 经肝脏羟化酶代谢后抗佝偻病活性最强的代谢物。能促进钙、磷在小肠内吸收，其代谢活性物质能促进肾小管对钙、磷的吸收。用于甲状旁腺功能低下症及血液透析患者的肾性应用不良。

【用法用量】

应根据每个患者血钙水平制订骨化三醇的每日最佳剂量。开始应尽

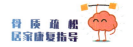

可能使用最小剂量，并且不能在没有监测血钙水平的情况下增加用量。确定了本品的最佳剂量后，应每月复查一次血钙水平。本品最佳疗效的先决条件是足够但不过量的钙摄入量（成人：每日约 800 毫克），治疗开始时，补钙是必要的。每日钙总摄入量（如从食物和药物）平均为 800 毫克，不应超过 1000 毫克。骨化三醇具体使用方法如下：绝经后骨质疏松，每次 0.25 微克，每日 2 次口服。服药后分别于第 4 周、第 3 个月、第 6 个月监测血钙和血肌酐浓度，以后每 6 个月检测 1 次。老年患者无须特殊剂量，但建议监测血钙和血肌酐浓度。

【注意事项】

高血钙同本品的治疗密切相关。对尿毒症性骨营养不良患者的研究表明，在 40% 使用骨化三醇治疗的患者中发现高血钙。饮食改变（例如增加奶制品的摄入）以致钙摄入量迅速增加，或不加控制地服用钙制剂均可导致高血钙。

骨化三醇不需要与其他维生素 D 制剂合用，以免引起高维生素 D 血症。如果患者由服用维生素 D_2 改服骨化三醇，则可能需要数月才能使血中维生素 D_2 恢复至基础水平。肾功能正常的患者服用本品时必须避免脱水，故应保持适当的饮水量。

维生素 D_2

【适应证】

维生素 D_2 用于维生素 D 缺乏症患者的预防与治疗，如绝对素食者、肠外营养患者、胰腺功能不全伴吸收不良综合征、肝胆疾病、小肠疾病、胃切除等造成的维生素 D 缺乏症。亦可用于慢性低钙血症、低磷血症、佝偻病及伴有慢性肾功能不全的骨软化症、家族性低磷血症及甲状旁腺功能低下患者的治疗。

【用法用量】

维生素 D 依赖性佝偻病：成人口服每日 1 万 ~6 万国际单位，最大量每日 50 万国际单位。小儿每日 3000~10000 国际单位，最大量每日

5万国际单位。

家族性低磷血症：成人口服每日5万~10万国际单位。

甲状旁腺功能低下：成人口服每日5万~15万国际单位，小儿每日5万~20万国际单位。

肾功能不全：成人口服每日4万~10万国际单位。

肾性骨萎缩：成人开始剂量每日2万国际单位，维持量每日1万~3万国际单位；小儿每日4000~40000国际单位。

【注意事项】

治疗低钙血症前，应先控制血清磷的浓度，并定期复查血钙等有关指标；应避免同时使用钙、磷和维生素D制剂。

对诊断的干扰：维生素D_2可促使血清磷酸酶浓度降低，血清钙、胆固醇、磷酸盐和镁的浓度可能升高，尿液内钙和磷酸盐的浓度亦增高。

阿法骨化醇

【适应证】

阿法骨化醇用于治疗骨质疏松、肾性骨瘤（肾病性佝偻病）、甲状旁腺功能亢进（伴有骨病者）、甲状旁腺功能减退、营养和吸收障碍引起的佝偻病和骨软化症、假性缺钙（D-依赖型Ⅰ）的佝偻病和骨软化症。

【用法用量】

骨质疏松：首剂量0.5微克/天。其他指征：首剂量成人1微克/天，老年患者0.5微克/天。为防止高血钙的发生，应根据生化指标调节剂量。服药初期必须每周测定血钙水平，剂量可按0.25~0.5微克/天的量逐渐增加，大多数成年人剂量可达1~3微克/天。

【注意事项】

阿法骨化醇可以增加肠道钙、磷吸收，所以应监测血清中的钙、磷水平，尤其是肾功能不全的患者，至少每3个月进行一次血浆和尿（24小时收集）钙水平的常规检验。如果在服用阿法骨化醇期间出现高血钙或高尿钙，应迅速停药直至血钙水平恢复正常（大约需1周时间），然

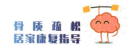

后可以按末次剂量减半给药。当骨骼愈合的生化指标，如血浆中碱性磷酸酶水平趋向正常时，应适当减少阿法骨化醇的用量，否则可能会引起高血钙症，一旦出现高血钙症应立即停药。

三、维生素K的补充

（一）为什么要补充维生素K

在钙和骨骼的代谢过程中，维生素K是一种必需物质。骨基质中有三种维生素K依赖蛋白，即骨钙素（BGP）、基质gla-蛋白和蛋白质S。当维生素K缺乏时，血BGP水平明显下降，影响人体生长。人体试验表明维生素K的低水平与低骨量有关，而且会增加髋部骨折的风险以及增加心血管疾病的死亡率。一项关于维生素K的干预研究表明，维生素K与维生素D之间具有协同作用，而矿物质使绝经后女性的骨量丢失减少。

（二）该怎么补充维生素K

维生素K的补充主要通过食物以及维生素K补充剂两种途径摄入。富含维生素K的食物包括紫甘蓝、菠菜、乳类、肉类和蛋类，谷类、水果和其他蔬菜含量较少。

（三）维生素K的作用介绍

【适应证】

维生素K用于治疗绝经后骨质疏松和维生素K缺乏症。

【疗效】

维生素K能够增加骨质疏松患者的骨量，缓解骨痛，预防骨折发生的风险。

【用法用量】

成人口服15毫克，每日3次，饭后服用（空腹服用时吸收效果较差）。

【注意事项】

少数患者有胃部不适、腹痛、皮肤瘙痒、水肿和转氨酶暂时性轻度升高等不良反应。用于服用华法林的患者。

四、蛋白质的补充

（一）为什么要补充蛋白质

蛋白质是构成骨骼有机基质的原料，长期缺乏蛋白质可造成血浆蛋白降低，骨基质蛋白合成不足，新骨形成减慢，若同时伴有钙缺乏，骨质疏松将很快出现。在进食高蛋白、高钙、高磷膳食的人群中，髋骨骨折的发生率相对较低。由此可见，充足的蛋白质摄入对防治骨质疏松、降低骨折风险具有重要作用。

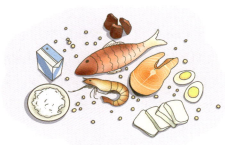

（二）蛋白质摄入与骨强度

营养不良的老年人，髋部骨折的发生率更高。低蛋白饮食不利于维持正常的骨质量。骨强度取决于骨骼中的各种成分，而食物中蛋白质的变化会对这些成分造成影响，而且缺乏蛋白质会造成跌倒风险增加、容易发生髋部骨折。对骨质疏松性骨折的研究表明，蛋白质摄入量较高的人群其骨密度更高。对于采用钙剂补充治疗的患者进行纵向研究发现，较高的蛋白质摄入量与骨密度相关。对于骨质疏松性骨折患者施行简单的饮食计划加强蛋白质的摄入，可明显改善骨折的临床预后，经过蛋白质补充的患者，其平均住院时间明显缩短，显著降低术后感染率。充足的蛋白质摄入对骨自身稳定和强度很重要。

（三）蛋白质的合理摄入

蛋白质虽然是最好的营养素，对防治骨质疏松至关重要，但如果过量食用，就会增加体内钙的丢失，加重骨质疏松。原因是过量的蛋白质在体内代谢过程中产生大量酸性物质从尿液中排出，这将导致尿钙的排出量增加，从而导致体内钙的丢失。日常膳食中只要提供适量的优质蛋

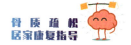

白就可以保证人体的正常需要。

第二节 日常运动

运动是保证骨骼健康的措施之一，不同时期运动对骨骼的作用不同，儿童期运动可增加骨量，成人期运动可获得骨量并保存骨量，老年期运动可防止骨量减少。针对骨质疏松制订的以运动疗法为主的康复治疗方案已被大力推广。

一、运动减少与骨质疏松的关系

力学刺激的减少，既可以增加骨质吸收，又可减少骨形成，最终造成骨量减少。普通人卧床6周以上即可使尿中排钙量增加一倍以上。局部固定不动可使局部骨骼脱钙。防止尿钙排出量增多和局部脱钙最有效的方法就是运动和早期负重，运动负荷可以使骨质疏松的骨骼骨量增加。研究发现，长期运动的人群以及职业运动员的部分骨骼骨密度比普通人明显增高。负重运动对骨密度也同样有着显著影响，但研究中未显示可以降低骨折的风险。

二、运动对骨质疏松的防治作用

运动能够促进未成年人骨量的增加，在一定程度上维持以及增加成年人的骨量，阻止骨量丢失。对于长期卧床、缺乏应力刺激者，骨量会大量丢失。由此可见，运动在骨质疏松的治疗中有着无可替代的作用。任何骨质疏松的治疗方法都必须以运动为基础，不活动是骨质疏松的危险因素之一。无论对于正常人还是因病卧床的患者，都应该重复利用资源，合理、可行地积极锻炼，不仅有利于减缓或避免骨量丢失，也能够提高个体的适应性、肌肉强度、协调和平衡能力，从而防止骨质疏松的

第十章 骨质疏松的非药物治疗

发生。

对于长期卧床的患者，作为骨质疏松的高危人群，应根据患者情况制订体育运动训练计划。肌肉力量的强化和平衡训练，以及信心支持对于骨折患者早期的负重训练是很重要的。而大多数骨折是由跌倒所致，系统化的家庭锻炼计划，以及太极拳的普及，家庭和社区安

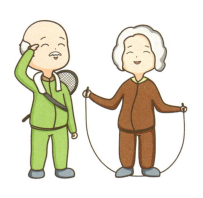

全防护措施的不断完善，可以使跌倒的风险逐渐降低，其中家庭锻炼计划的主要组成部分就是运动，在安全防护下进行的运动是防治骨质疏松的关键一环。

三、不同类型的运动对骨质疏松的防治效果

不同类型的运动对骨骼的作用是不同的。运动的类型又是多种多样的。

（一）有氧运动

有氧运动是指以糖和脂肪有氧代谢功能为主的运动，其提高心肺功能，预防心血管疾病、促进机体的自我恢复等作用已被研究所证实。在一定的负荷范围内，有氧运动预防骨质疏松的效果与其运动强度呈正相关。尽管不同研究的结果略有差异，但我们可以明确的是，有氧运动确实能够有效地防止或减缓骨量丢失。

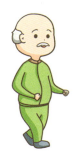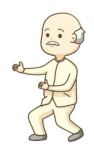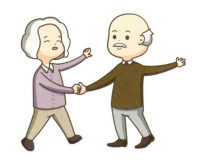

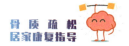

（二）渐进抗阻训练

渐进抗阻训练能够增加肌肉的横截面积、肌纤维数量，从而提高肌肉力量。研究表明，以增强剂为目的的抗阻训练可在肌肉直接牵拉的方向刺激骨骼，也可以在骨骼支持重力的情况下增加重力对骨骼的作用来改善骨量。采用自身重量、杠铃、橡皮条等简单的力量训练设备，均可实现此类训练。普通百姓也可以在家中寻找适合自己的抗阻训练方式。

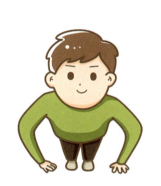
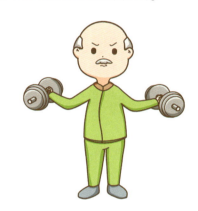

（三）冲击性训练

冲击性训练是运动过程中骨骼与关节承受短暂而重负荷应力的一种运动疗法，如跳跃后落地瞬间地面的反作用力等。球拍类运动员的持拍手臂的骨密度大于对侧手臂，这就是冲击性运动带来的功效。冲击性运动可以提高绝经前后女性各部位骨骼的骨密度，防止骨量丢失，以达到预防骨质疏松的目的。

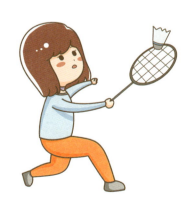

（四）负重运动

负重运动是在负重状态下肢体抵抗重力的一种运动疗法。如举重、深蹲、卧推等。普通的行走虽然也是负重，但是对骨骼健康并不会产生太大的影响。由此可见，只有达到一定的运动强度、负重达到一定的程度，才能真正发挥负重运动的效果。负重运动训练强度较大，容易出现运动性劳损，不提倡老年人以及无运动基础的人进行。

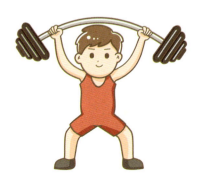 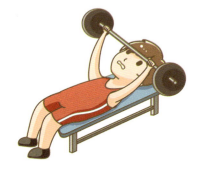

（五）振动训练

振动训练是一种全新的训练方式，目前在运动训练、康复理疗、航空等领域得到广泛应用。与其他训练方式相比，振动训练具有简单、效果显著、训练方案可控性高等特点。振动训练的高频机械刺激能以相对较小的负荷达到较好的训练效果。振动训练能够促进骨质生长、增强骨骼形态和强度，是预防及治疗骨质疏松的重要训练方法。具体的训练方式见后文相关描述。

四、骨质疏松的运动原则

（一）一般原则

1. 个体原则

由于个体的生理状态和运动功能差异，选择适合自己的运动方式显得尤为重要。

2. 评定原则

每个个体在选择运动方式时，应进行营养状态、脏器功能等方面的评估。

3. 产生骨效应原则

负重、抗阻、超负荷和累积的运动可以产生骨效应，抗阻运动具有

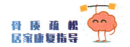

部位的特异性，即承受应力的骨骼局部骨量增加。

4. 持之以恒原则

停止运动后，运动增加骨质或者阻止骨量丢失的效应将逐渐减弱直到消失。因此，必须持之以恒才能做到真正的预防和治疗骨质疏松。

（二）运动方式

运动方式包括负重运动、抗阻运动。如快步走、哑铃操、举重、划船运动、蹬踏运动等。

（三）运动频率和强度

目前针对骨质疏松的运动频率和强度还未达成共识，众多的基础和临床研究建议高强度低重复的运动可以提高效应骨的骨量，建议负重运动每周4~5次，抗阻运动每周2~3次。强度以每次运动后肌肉有酸胀和疲乏感，休息后次日这种感觉消失为宜。四肢瘫痪、截瘫和偏瘫的患者，由于神经的损伤和肌肉的失用容易发生继发性骨质疏松，这些患者应增加瘫痪肢体的抗阻运动以及负重站立和功能性电刺激。

（四）运动的环境

德国的一项研究表明，一根手指在太阳下晒3个小时，就可以满足成人一天所需要的维生素D。这个研究给我们的启发是，运动也应当走入阳光下，适当接受阳光照射，会让人心情舒畅，也能使人精力充沛，在这样的条件下进行运动训练，应该是事半功倍的。

第三节 生活方式的改变

一、戒烟

WHO在2008年全球烟草流行报告中指出，目前全球每年至少有540万人死于与吸烟有关的疾病。烟草中含有许多已知或有潜在毒性的

第十章　骨质疏松的非药物治疗

化合物，如尼古丁、焦油、重金属镉、一氧化碳、亚硝胺等。吸烟可以通过许多途径导致骨质疏松的发生：①破坏成骨细胞的增殖、分化；②降低小肠钙的吸收；③抑制性激素的合成；④对在骨组织的代谢中起到重要调节作用的细胞因子的影响；⑤吸烟相关疾病的间接影响等。

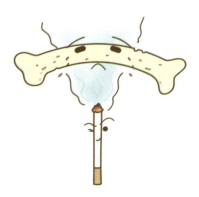

对女性而言，吸烟女性比不吸烟女性的雌激素水平低，而且吸烟女性会提前绝经。绝经后的女性吸烟，可能需要采取更高剂量的雌激素才能达到用雌激素替代疗法的药物剂量来治疗骨质疏松，而这样可能会造成更多的副作用，因此对女性而言，吸烟对其产生的危害更大。

国内的研究也表明，骨质疏松的患病率随着每日吸烟量、烟龄、总吸烟量的增加而升高，而吸烟是可以预防和控制的。因此采取切实有效的控烟政策与戒烟引导宣传是十分重要的。

二、限量酒精及咖啡因

1. 对酒精的限量摄入

众所周知，饮酒伤肝，但是知道饮酒伤骨的人就不多了。美国的研究发现，长期酗酒是引起男性骨质疏松的一大原因。国内的研究更表明，引起骨量丢失的饮酒量要低于对肝脏造成损害的饮酒量。在饮酒过量的人体内，酒精中某些成分就会抑制成骨细胞，破坏的骨质大于形成的骨质，骨量开始丢失，就出现了骨质疏松。要强调的是，只有过量的

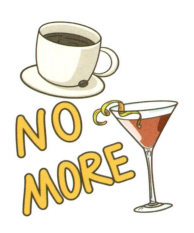

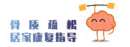

饮酒才与骨质疏松的发病相关，适量饮酒一般不会引起骨质疏松。此外，大量饮酒者常伴有营养不良，造成钙、磷、蛋白质吸收不足，骨形成基质减少，骨生成受到抑制。近些年的研究表明，酒精性股骨头坏死的发病率逐年上升。因此，建议未出现骨质疏松的人群，可以适当少量饮酒，而对于已经确诊为骨质疏松的患者，应戒酒！

2. 对咖啡因的限量摄入

在市面上常见的饮品中，茶、咖啡、可乐应该是广受大众喜爱的。这三类饮品中都含有一个共同的成分——咖啡因！咖啡因有利尿作用，能促使尿钙过度排泄，导致负钙平衡，造成骨钙丢失。美国加州大学的研究机构就提出过关于咖啡因导致骨质疏松风险增高的研究报告，这个报告的调查对象是大量饮用咖啡的人群。因此，富含咖啡因的饮料都具有增加骨质疏松的风险。当然，以上的研究前提是大量饮用含有咖啡因的饮品，而适量饮茶甚至有降低骨质疏松发生风险的作用。而对抗咖啡因对骨质造成危害的方法有两种，一种是严格限制咖啡因的摄入；另一种就是补充足够的钙剂。

（倪国新　陈新元）

第十一章　骨质疏松并发骨折的治疗

第一节　骨质疏松患者的骨折风险评估

骨质疏松患者最容易发生的并发症就是骨折，包括髋部骨折、脊柱骨折、肩部骨折等。骨折对患者的预后影响非常大，骨折危险因素对骨质疏松患者的影响是相互叠加的，骨折危险因素越多，患骨质疏松性骨折的可能性就越大。因此，要及时识别一些骨折的危险因素，做到对骨质疏松性骨折的早期预防。评估危险因素的作用就是让患者认识到哪些危险因素是可以避免的，哪些是生活因素造成的，哪些是遗传因素造成的，对可控的因素进行改变，从而达到减缓疾病发展，预防不必要的损伤的目的。骨质疏松患者可能会发生骨折的危险因素有以下几种。

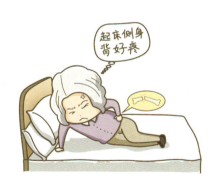

1. 主要危险因素

主要危险因素包括跌倒、低骨密度、脆性骨折史、年龄较大及有骨折家族史。

（1）跌倒是造成骨质疏松性骨折最危险的因素。由于骨质疏松患者的骨密度较低，轻微的损伤就可能会造成严重的后果，因此，日常生活中要注意预防跌倒。跌倒作为导致骨折的一个独立危险因素，应早期进行跌倒风险的预估，包括对平衡能力、下肢肌力、认知能力等进行评估。

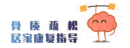

（2）低骨密度：当骨密度下降1SD，锁骨骨折风险增加1.5倍，腰椎骨折危险度增加2.3倍，髋部骨折增加2.6倍。骨密度可以到医院进行测量，进行骨密度的评估。

（3）脆性骨折史：当患者曾经发生过骨折后，再次发生骨折的可能性增加，可能与较低的骨密度，遗传因素，还有不良的生活习惯有关。

（4）年龄较大：骨折风险随着年龄的增加而增加，年龄也作为一个独立的因素影响骨质疏松性骨折的发生。年龄越大，骨量丢失越多，骨密度也越低，而且随着年龄增加，其他疾病伴随而来，可能影响患者的认知功能等。年龄较大的老年人平衡功能和肌力等也逐渐下降，更容易发生损伤。

（5）有骨折家族史：遗传因素能影响骨量、骨密度，在骨质疏松的发生、发展中起到重要的作用，在有一级亲属发生骨折的情况下，患骨质疏松和发生骨质疏松性骨折的可能性都大大增加。

2. 次要危险因素

次要危险因素包括嗜酒及酗酒、低体重指数及长期营养不良、性腺功能减退及早期绝经（年龄<45岁）、使用影响骨代谢的药物（抗癫痫药物、糖皮质激素等）、代谢性疾病（甲状腺功能亢进、甲状旁腺功能亢进）等。

（1）嗜酒及酗酒：酒精影响骨骼健康，造成骨密度降低，对骨折风险的增加有促进作用。

（2）低体重指数及长期营养不良：体重指数过低，甲状旁腺激素等促进骨代谢的激素就会升高，造成骨密度降低。因此，要注意营养支持，保证充足蛋白质的供给。

（3）性腺功能减退及早期绝经（年龄<45岁）：雌激素等与骨骼的健康有关，若性腺功能减退或早期绝经造成雌激素分泌减少，会导致骨密度降低，从而增加患病风险。

（4）使用影响骨代谢的药物：一些药物会影响骨代谢，造成骨吸收增加，骨合成降低。因此，在服用某些药物时，应与医生进行交流，定期检查骨密度，或适当补充一些钙剂，预防骨质疏松和骨折。

（5）代谢性疾病：部分代谢性疾病如甲状腺功能亢进、甲状旁腺功能亢进等通过激素影响骨骼的代谢，对骨骼健康造成损害。因此应积极治疗这些疾病，降低疾病对骨量的影响。

第二节　骨质疏松患者的骨折预防

理想情况下，骨质疏松患者应该在骨量丢失或骨折发生之前就开始进行预防。实际上，绝大多数患者是在出现骨质疏松的症状之后或已发生骨折才开始进行预防的。对于更年期后的女性来说，至少有80%~90%的手腕、髋部或椎骨的骨折与骨质疏松有关。骨质疏松和骨折患者有未来发生骨折或复发骨折的风险。因此，骨质疏松患者应成为早期预防骨折的最大受益者。

一、预防跌倒

跌倒是发生骨折的独立危险因素，因此，预防跌倒能在很大程度上减少骨折的发生。预防跌倒可以从几方面进行，如家居环境的改造，生活不良习惯的纠正等。另外，为了增强患者的平衡能力和下肢肌力来预防跌倒，患者可适当进行一些康复动作的练习。

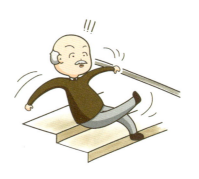

二、药物预防

自20世纪90年代早期，就有医生选择药物来预防骨质疏松性骨折，包括二膦酸盐类药物、降钙素和雌激素等。这些药物可以增加骨密度，

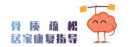

减少 40%~60% 的骨折风险。药物预防主要包括如下几点。①补充剂：维生素 D、钙制剂。肾功能不全的老年人及 1-α-羟化酶缺乏者，应补充活性维生素 D，并注意监测血钙与尿钙。②抗骨吸收药：二膦酸盐类药物可提高腰椎和髋部的骨密度，降低椎骨及髋部再骨折的发生率；降钙素能抑制破骨细胞的生物活性、减少破骨细胞的数量，对骨折后急性骨量丢失和疼痛有较好的治疗作用；雌激素可选择性的作用于雌激素的靶器官，阻止骨量丢失，增加骨密度。③促骨形成药：雄激素、活性维生素 D 等。④中药制剂。临床上治疗骨质疏松原则上是使用单种药物，但在已发生骨折的情况下提倡联合用药。研究表明，两种抑制骨吸收的药物联合应用具有协同增效作用。二膦酸盐类药物与钙剂或维生素 D 联合使用能收到较好的疗效。对于药物的预防，应在骨质疏松确诊之后，根据个人情况和病情的严重程度决定是否服用药物。有骨折史的患者一般推荐进行药物预防，防止复发性的骨折。中药可以对骨质疏松进行辅助治疗，要根据患者不同情况进行辨证施治。

三、营养疗法

通过从食物中获取钙、蛋白质或维生素等营养物质，对于防治骨质疏松是很有效的，在病情较轻的情况下，可以只通过营养和运动疗法维持，避免一些药物治疗的副作用。日常膳食中要加强钙的供给，满足钙的摄入量。蛋白质的供给也要适量，注意植物蛋白和动物蛋白合理搭配。食物应多样化，不应挑食或偏食。饮食应清淡少盐，避免食用含钠量高的食物，如腌制食品等。过量的膳食纤维可能会影响钙的吸收，应注意烹调方法，去除蔬菜中的草酸。

四、生活方式改变

骨质疏松的发生发展有很多原因，一些因素是不可控的，例如遗传因素，而一些因素是可控的，例如生活习惯。研究已经表明，吸烟、酗酒，

第十一章　骨质疏松并发骨折的治疗

以及过量的摄入咖啡因都会影响骨骼的健康。因此积极戒烟，限制咖啡因和酒精的摄入是很有必要的。另外，多进行户外活动可以使身体接受紫外线照射，促进维生素 D 的天然合成，对于促进钙的吸收很有作用。而且适当的活动也能增加骨密度。因此，鼓励老年骨质疏松患者晨起或傍晚到户外进行适当的运动。

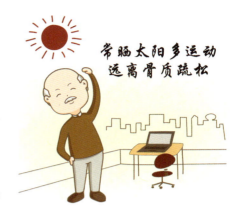

五、运动疗法

骨质疏松患者通过运动可以提高骨密度，达到治疗的目的。而且，运动疗法简单、方便、实用、有效，适合大多数骨质疏松患者。最简单的运动是步行，以达到微出汗为宜。如果身体情况不错，可以选择晨间慢跑 30 分钟。运动期间可到医院定期复查骨密度，观察治疗效果。

六、物理疗法

1. 磁疗

低频脉冲电磁场能显著改善骨密度、骨钙含量、骨代谢等，骨质疏松患者应用磁疗可以提高骨密度，降低发生骨质疏松性骨折的可能性。

2. 光疗

紫外线照射可以促进体内活性维生素 D 的合成，起到促进钙吸收的作用，因此可采用高压汞灯进行全身适量的照射治疗。

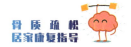

第三节 骨质疏松患者围手术期治疗

骨质疏松的外科治疗原则为复位、固定、功能锻炼和抗骨质疏松治疗。对于老年患者来说,尽早恢复活动和预防并发症是治疗的重点。因此,有手术指征的患者应尽早进行手术治疗和康复训练。下面是骨质疏松性骨折患者围手术期的治疗方法。

一、不同骨折类型的手术治疗

(一)脊柱骨折

脊柱骨折是最常见的骨质疏松性骨折,包括椎骨压缩性骨折和椎骨爆裂性骨折,最常见的脊柱骨折是单纯性压缩性骨折,骨质疏松性脊柱骨折往往外伤较轻,或无明显外伤史。因此,易造成漏诊或误诊为腰背肌劳损。症状表现为持续腰背、胸背部疼痛,可伴胸肋部疼痛,

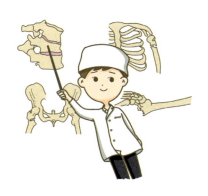

平卧休息时疼痛可减轻或消失,改变体位时疼痛加重,一般无下肢感觉异常、肌力减退等神经损害。通过影像学检查可明确发生压缩性骨折的椎体。Genant 影像分型为:①轻度压缩性骨折,在原椎骨高度上压缩 20%~25%;②中度压缩性骨折,在原椎骨高度上压缩 25%~40%;③重度压缩性骨折,在原椎骨高度上压缩 >40%。

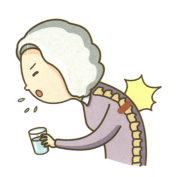

1. 手术治疗

一般认为,单一压缩性骨折应先进行 2~3 周保守治疗,如果症状仍没有改善,可考虑进行手术治疗。或两个或多个椎骨

第十一章 骨质疏松并发骨折的治疗

发生压缩性骨折,且压缩程度大于 1/2,则需要进行手术治疗。

2. 微创手术治疗

①适应证:非手术治疗无效、疼痛明显; 不宜长时间卧床者;不稳定性压缩性骨折;骨折块不愈合或内部囊性变、椎骨坏死;能耐受手术。②绝对禁忌证:无法耐受麻醉、手术的患者;无痛的骨质疏松性脊柱骨折。 ③相对禁忌证:有出血倾向者;身体其他部位有活动性感染;椎骨严重压缩性骨折。④治疗方法:可选经皮椎体后凸成形术,或经皮椎体成形术,建议术中同时行活检术。

3. 开放手术治疗

有神经压迫症状、体征,严重后凸畸形,或需截骨矫形的患者,以及不适合微创手术的不稳定性骨折患者,可考虑开放手术治疗。 必要时可在内固定周围采用局部注射骨水泥增强技术,以增强内固定的稳定性。

(二)髋部骨折

髋部骨质疏松性骨折主要包括股骨转子间骨折和股骨颈骨折,是严重的骨质疏松性骨折,其特点是致畸率、致残率、病死率高,康复缓慢。一般需要外科治疗。有学者推荐在 48 小时内对能耐受手术且有手术指征的患者进行手术治疗。

非手术治疗主要用于不能耐受麻醉和手术的患者。股骨颈骨折若移位不明显或为嵌插骨折也可采取非手术治疗,包括卧床、牵引、支具固定、营养支持等治疗措施。髋部骨折后有超过 20% 的患者会在 1 年内因各种并发症死亡,20% 的患者将在 1 年内再次骨折。

1. 股骨转子间骨折

手术治疗:若条件允许,应尽早进行手术治疗,并推荐早期 部分或完全负重活动。①髓内固定:对于稳定性和不稳定性转子间骨折均可选择髓内固定;②髓外固定:主要适用于稳定性骨折;③人工髋关节置换:适用于严重骨质疏松患者,股骨转子间粉碎性骨折依靠内固定很难达到牢靠固定,或骨折同时伴有髋关节疾病,或陈旧性骨折患者。

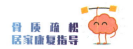

2. 股骨颈骨折

①空心加压螺钉内固定：适用于没有移位或低移位倾向的稳定性骨折；②动力髋螺钉：适用于骨折线近乎垂直、移位倾向大的骨折；③髋关节置换：分为人工股骨头置换和人工全髋关节置换。用于移位或不稳定性骨折。高龄、全身情况差、预期寿命不长的患者可考虑进行人工股骨头置换，相比起全髋关节置换，人工股骨头置换能缩短手术时间，减少术中出血，使高龄患者更耐受，而由于老年人活动较少，进行股骨头置换也能满足日常活动的需求。

（三）桡骨远端骨折

桡骨远端骨折是指距离桡骨远端关节面2.5厘米以内的骨折，常呈粉碎性，易累及关节面，造成残留畸形和疼痛，使前臂、腕关节和手部功能障碍。腕关节是人体最灵活的关节之一，因此对于可恢复关节面平整及正常掌倾角和尺偏角，以及能够恢复桡骨茎突高度的桡骨远端骨折，可采用手法复位、石膏固定等非手术治疗。不稳定性桡骨远端骨折，手法复位不满意或保守治疗无效可以选择手术治疗，内外固定情况应根据骨折情况而定，应确保腕关节功能恢复。

手术治疗：对复位后桡骨短缩超过3毫米、侧位X线片示背侧成角超过10°、关节面台阶超过2毫米的患者推荐手术治疗。其目的是恢复关节面的平整及相邻关节面之间的吻合关系，重建关节的稳定性以及恢复无痛且功能良好的腕关节。由于骨质疏松，内固定常常不稳定，故通常采取钢板或外固定架进行治疗。应根据骨折的具体情况进行选用。

（四）肱骨近端骨折

肱骨近端骨折多见于80岁以上的患者，女性占大多数。无移位或轻度移位的骨折，或不能耐受麻醉或手术的体弱患者可选择颈腕吊带悬吊治疗。

手术治疗：有移位骨折，目前主张早期手术。包括张力带、拉力螺钉、经皮克氏针、锁定接骨板固定、髓内钉内固定等。对于老年高龄、严重粉碎性骨折或伴肱骨头骨折的患者,可行人工肱骨头置换术。术后肩关节应进行早期功能锻炼。

二、抗骨质疏松药物治疗

骨折术后使用髓内钉等进行固定,会使应力不能传导到骨骼,而且由于在手术过程中造成了内外骨膜血管的损伤,可能会导致骨量丢失加速。因此,在骨质疏松性骨折围手术期应积极地进行药物治疗,提高骨强度和质量。大量的动物实验和临床研究显示,现有的多数抗骨质疏松药物对骨折修复和骨折愈合无不良影响。抗骨吸收抑制剂可能会使骨折修复过程中的骨痂变大,这种大骨痂也可能提供了更高的生物力学刚度和强度。早期可通过骨吸收和骨形成的生化标志物了解药物的作用情况。在2016年国际骨质疏松基金会骨折工作组共识中有这样一句话:"总之,专家组认为抗骨质疏松药物对骨愈合没有负面效应,对于椎骨和非椎骨骨折尽早使用抗骨质疏松药物治疗是安全的。"因此,对于围手术期的抗骨质疏松治疗,建议规范化的常规剂量的二膦酸盐类药物序贯治疗,疗程3~5年。甲状旁腺和维生素K_2有利于成骨形成。

注意事项:①骨折早期应选用基础药物加抗骨吸收药物;②中晚期应继续应用此处药物加抗骨吸收药物或选用促骨形成药物;③用药前应参照药物说明书,避免用于有禁忌证的患者,遇到不良反应应及时停药处理。

三、疼痛治疗

骨折本身会造成患者的疼痛,而进行手术治疗又会造成创伤,因此,围手术期对于疼痛的管理也是很重要的。首先应保持正确的体位,同时避免对患肢进行不必要的牵拉。

1. 物理治疗

①高频电疗:对于骨折急性期的炎症性疼痛可选择高频电疗。如采

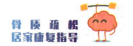

用无热量的超短波和微波减轻疼痛,促进炎症吸收。方法为20分钟/次,15次1个疗程。②中频电疗:对于疼痛还可采用调制中频和干扰电治疗,同时由于中频能刺激神经肌肉的特性,还能减少肌肉萎缩。方法为20分钟/次,15次1个疗程。③低频电疗:经皮神经肌肉电刺激可以止痛。还可使用直流电将钙离子从阳极导入,促进骨痂形成,帮助骨折愈合。方法为20分钟/次,15次1个疗程。

2. 药物治疗

对于疼痛剧烈,影响睡眠,无法缓解的患者,可遵医嘱适当服用镇痛药物。

四、围手术期康复治疗

(一)术前

(1)应向非急症患者宣传康复治疗的意义,使其充分认识到功能锻炼的重要性。

(2)应尽量活动身体,例如髋部骨折的患者应尽可能活动健康肢体,脊柱骨折的患者可等长收缩下肢肌肉,并活动上肢。

(3)注意保持正确的体位,桡骨远端骨折患者术后应保持患肢功能位;胸腰椎骨折患者应平卧于硬板床上,骨折部位垫厚枕,使脊柱过伸;髋部骨折患者应将患肢置于外展10°~15°中立位,使踝关节保持在90°背伸位,注意保护足跟部。

(二)术后

术后应鼓励患者在医护人员的指导下尽早坐起和站立,以缩短卧床时间,减少卧床相关并发症的发生。

1. 髋部骨折

内固定术后患肢穿丁字形矫形鞋,防止患肢旋转,或将枕头放在两腿之间,防止患肢内收。伤口周围如果水肿严重可以进行冷敷,每次30分钟,每日2次。术后第1天应开始进行胸式深呼吸和咳嗽练习。每次

第十一章　骨质疏松并发骨折的治疗

3~5 分钟，每日 2~3 次。可将手放在胸骨下，咳嗽时感受胸骨向上顶的感觉，反复练习。家属也可帮助患者拍背，促进呼吸道分泌物的排出。股四头肌进行等长收缩运动，即收缩 10 秒，放松 5 秒。每日 10 组，每组 15~20 次。足趾和踝关节要进行活动，特别要进行踝背伸的运动。健侧下肢也要进行主动运动和抗阻运动。术后第 2 天，继续重复第 1 天的动作，并开始进行臀大肌的等长收缩训练，还可进行抬高臀部运动等。术后 3~5 天，进行桥式运动，髋内收肌、髋外展肌进行等长收缩，主动屈伸膝关节。术后 1 周，可进行髋外展训练，根据不同情况进行被动、助力或主动外展训练。进行屈髋屈膝运动，屈髋应小于 90°。还应进行髋后伸运动。在康复训练过程中注意不要使髋关节内旋。

2. 桡骨远端骨折

桡骨远端骨折常常使用外固定架进行固定，术后应开始手指的活动和前臂的旋转练习，直到取出外固定架为止。

3. 脊柱骨折

椎体成形术后 12 小时，患者可尝试坐起，24 小时后可尝试站立，需要进行腰背部肌肉力量训练和平衡训练，有助于加速患者骨折恢复。

第四节　骨质疏松患者的手术愈合

研究显示，在骨质疏松的患者中骨折延迟愈合很常见。有多达 1/3 的股骨干骨折或胫骨骨折可能发展为延迟愈合或不愈合。骨折延迟愈合可导致很多与此相关的疾病发病率增加，尤其是疼痛增加或功能丧失。这会导致患者生活质量下降和延长其恢复工作前的休养时间，从而减少了经济来源。因此对骨质疏松患者骨折术后的康复介入至关重要！当然，首先我们认为药物与康复训练都对促进骨折愈合起到了重要作用。术后的康复措施主要包括运动康复、物理疗法和个性化的康复辅具，这些康

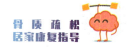

复措施有助于改善骨折后残留的肢体疼痛、肿胀及功能障碍，增加骨强度，改善肢体协调性以避免跌倒，提高患者生活质量。

一、运动康复

（一）髋部骨折的运动康复

康复目标：

（1）屈髋>90°，外展>30°；

（2）肌力达到4级以上；

（3）稳定的无辅助下步行20~30分钟；

（4）上2~3层楼梯。

术后早期在床上进行康复训练后，要逐渐转移到坐位、站立位练习，并开始进行步行训练。术后第2周，下肢使用弹性绷带包扎，使用助行器进行步行训练。内固定患者可使用双拐，进行四点步的练习。术后2周改为主动活动为主。卧位转坐位，逐渐坐起，让患者逐渐取坐位并缓慢地进行翻身。继续主动地屈髋屈膝，伸髋伸膝。可改为单拐练习，并练习上下楼梯，上楼梯时健肢先上，下楼梯时患肢先下。

术后1个月练习髋外展。患者可以坐在凳子上，双腿先缓慢分开再合上，进行练习。3个月后可进行负重下蹲起立训练。3~6个月，可逐渐从小部分负重到大部分负重行走。待到医院进行影像学检查显示骨折已经愈合后再弃杖行走。

（二）脊柱骨折的运动康复

进行压缩性骨折非固定部位的主动运动和抗阻训练，以保证关节正常的活动度。进行腰背肌的训练，例如进行桥式运动，使臀部离开床面，随着骨折的愈合，臀部抬高的高度逐渐增加。到第3个月，可适当地进行下地活动。之后逐渐增加下地活动的时间。对伴有脊髓损伤的患者，早期应注意预防并发症的发生。例如肺部感染、下肢深静脉血栓形成、压疮等，早期应进行被动活动，维持关节的功能活动并减少并发症的发

第十一章 骨质疏松并发骨折的治疗

生。在恢复中后期可根据情况在治疗师的指导下循序渐进地进行康复训练、卧位训练、翻身训练、由卧位到坐位训练、坐位平衡训练、坐位移动训练、斜床站立治疗、平衡杠内训练、步行训练、站立训练、拐杖步行、减重训练。无论是否合并脊髓损伤，进行康复治疗都是很有必要的，而且必须早期就进行康复训练，能够防止肌肉失用性萎缩和一些并发症的发生，提高骨折的预后和患者的生存质量。

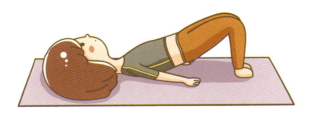

（三）桡骨远端骨折的运动康复

桡骨远端骨折术后 1 周进行肩、肘关节的主动活动。术后 2~4 周进行肩、肘关节的抗阻活动，并增加手指的屈伸训练。外固定去除后，继续前面的训练，然后开始腕关节的屈伸训练。配合作业治疗。6 周后进行前臂旋转的主动训练，并逐渐过渡到抗阻训练。

二、物理疗法

物理疗法简便、无创、有效、安全，对骨折愈合有促进作用。低强度脉冲超声、脉冲电磁场、体外冲击波、功能性电刺激和振动波等多种物理治疗方法均可以从不同机制对骨折愈合产生作用。具体物理治疗方法，已在前文叙述。

（倪国新　陈新元）

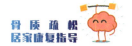

第十二章 骨质疏松的家庭指导

第一节 骨质疏松的家庭宣教

一、什么原因导致了骨质疏松

骨质疏松非常普遍，很多人认为，到了一定年龄，患骨质疏松是无法避免的。那么是什么原因导致了骨质疏松的发生呢？到现在还没有明确的答案。在目前的研究中，最重要的因素是年龄的增长。人的一生中，骨量在 20 岁左右达到顶峰，随后骨量开始丢失，到 50 岁时，骨量的丢失加剧，骨量的丢失开始变成严重的问题。不管在任何年龄阶段，我们都应当采取措施来保护自己的骨骼健康。除了年龄增长外，以下是另外一些单独或协同作用的可能与骨质疏松相关的因素。

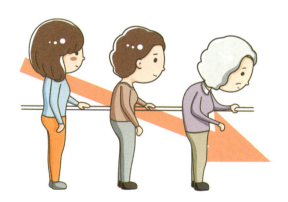

（一）性别

女性的骨量丢失率超过男性的 2 倍，但是这并不是说男性就不会患

第十二章　骨质疏松的家庭指导

骨质疏松。事实上，20%的50岁以上的男性罹患不同程度的骨质疏松。而相同年龄的每2名女性中，就有1人患骨质疏松。为什么女性相对男性有更高的骨质疏松患病率？主要有以下两种原因。

1. 女性的骨量本身比男性少

女性骨量的最大值低于男性，因为女性相对男性身高较矮小，而且肌肉较少。当我们进行运动而锻炼到肌肉时，肌肉给骨骼施加了压力，可以让骨骼更加强壮。由于男性有更强壮的肌肉，使男性的骨骼受到更大的压力，这些压力可以使男性比女性的骨量多35%~40%。

2. 女性的激素

雌激素和黄体酮在骨的重建中起重要作用，但在绝经之后，这两种激素都将减少。在西方国家中，女性的平均绝经年龄为51岁；我国农村女性的平均绝经年龄为47.5岁，城市女性的平均绝经年龄为49.5岁。但绝经年龄的跨度较大，通常为42~58岁。绝经年龄受种族、营养、生活环境、健康状况的影响。雌激素能够增强破骨细胞的功能，破骨细胞是一种可以清除凋亡的骨而促进新骨形成的细胞。黄体酮主要影响成骨细胞的功能，成骨细胞可以从血液中获得钙、镁、磷等离子用于骨的重建。因此绝经后这两种激素的减少会导致骨吸收增加而骨形成减少。

（二）种族

所有种族的人群都对患骨质疏松易感，尤其是亚洲人和白种人患骨质疏松更为常见。

（三）家族史

骨质疏松的发病有家族聚集性，如果父母和兄弟姐妹罹患骨质疏松，尤其患有严重骨质疏松并发症，如髋部骨折，那么其家庭成员患骨质疏松的可能性大大增加。

（四）骨骼大小

男性和女性中身高较矮的人群比相对较高的人群更容易患骨质疏松。原因很明确，更高的人，有更多的骨量，更能承受骨量的丢失。

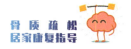

(五)久坐

不经常锻炼的人,尤其是由于工作需要久坐的人,可能更容易患骨质疏松。我们都知道,规律的运动,特别是负重运动可以帮助我们增加骨强度。如果没有经常做负重运动,骨骼结构可能更脆弱。

(六)不良生活方式

不良生活方式导致骨质疏松发生的机制尚不明确。但已证实,每天喝两瓶以上含酒精的饮料和吸烟的人,均会导致骨量的丢失,这些因素增加了患骨质疏松的风险。

(七)饮食中钙缺乏

在儿童发育期以及成年早期,钙的摄入对骨骼的生长有着重要作用。随着年龄的增长,钙对于延缓骨量的丢失也起到了重要作用。在人的一生中,足够的钙摄入是很重要的。摄入充足的钙,就等于是我们积累了一个骨量的"银行"。饮食中缺钙,我们"银行"贮备就不足,到了一定的年龄,骨量丢失时,我们就不能从"银行"里顺利取钙而补充骨量。

(八)维生素 D 缺乏

维生素 D 对于钙的吸收和利用有着重要的作用,没有维生素 D,则需要摄入更多的钙才能吸收相同的量。在日常生活中,很多人在食物和日照中获得的维生素 D 的量并不够。因此,需要适当的药物补充维生素 D。

(九)咖啡因摄入过多

如果每天喝两杯以上的咖啡,可能会造成骨骼中钙的丢失。无论咖啡因的来源是咖啡、苏打水还是其他饮料,过量的咖啡因都会长时间地对骨骼的健康产生影响。

(十)长期使用糖皮质激素

有些人群会使用糖皮质激素治疗一些疾病,例如胃食管反流、器官移植等,均可并发骨质疏松。

第十二章 骨质疏松的家庭指导

（十一）肠易激综合征

所有类型的肠易激综合征都可能增加骨质疏松的患病风险，原因可能是肠道的炎症影响了钙和维生素 D 的吸收。

（十二）炎症性疾病

一些炎症性疾病会增加患骨质疏松的风险，包括乳糜泻、系统性红斑狼疮、肾脏疾病、肝脏疾病、糖尿病、癌症以及风湿性关节炎等。

（十三）某些药物

可能导致骨质疏松的药物很多，如果你使用的药物可能增加骨质疏松的患病风险，最好每年进行一次骨密度测试。一些可能与骨质疏松有关的常用药物见表 12-1。

表 12-1 一些可能与骨质疏松有关的常用药物

激素类药物	消化系统药物
泼尼松	兰索拉唑
地塞米松	奥美拉唑
甲羟孕酮	埃索美拉唑
他莫昔芬	含铝抗酸药
抗癫痫类药物	抗抑郁药物
狄兰汀	百忧解
苯巴比妥	左诺复
苯妥英钠	依地普仑
卡马西平	
其他	
肝素钠	
氨甲蝶呤	
利尿剂	

二、易患骨质疏松的人群

以上介绍了一些可能与骨质疏松的发病相关的原因，根据这些发病

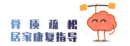

原因我们不难发现,骨质疏松在一些人群中高发。

(一)女性

与发病原因相似,女性受激素的影响,骨质疏松的发病率明显高于男性,而其中下面几类的女性发生骨质疏松的可能性较大:①50岁以上的女性。全球女性的平均绝经年龄在50岁,因此,50岁以上的女性大多已经绝经或临近绝经,此时,其体内的雌激素和黄体酮的含量是较低的。雌激素与黄体酮对骨骼的生长、重建有着重要的作用,50岁以上的女性,钙的吸收和利用受到影响,发生骨质疏松甚至骨折的可能性大大增加。②卵巢切除后绝经、过早绝经或卵巢功能欠佳的女性。绝经有自然绝经,也有可能是卵巢切除后造成的绝经,无论是何种绝经,都可能会引起体内雌激素和黄体酮的降低,引起钙的吸收利用障碍。一些女性不到40岁就绝经,即过早绝经,多见于卵巢早衰的女性,由于过早绝经导致激素过早下降,其骨质疏松的发病率也在其绝经时大大增加。还有一部分卵巢功能欠佳的女性,由于雌激素和黄体酮一直处于较低水平,钙吸收和利用一直较差,骨量也就比同龄的健康女性低,发生骨质疏松的可能也较大。对于上述女性,应早期进行骨量的监测,及时补充钙剂等,及时发现骨骼的问题。

(二)易感人群

从种族来说,骨质疏松的易感人群为白种人 > 黄种人 > 黑种人,这与遗传因素有关系。

(三)有家族史的人群

骨质疏松的发病与家族有关。一些研究表明,人们最高的骨量能达到什么水平,超过80%是受基因调控的。对于一级亲属(父母、兄弟姐妹、孩子)罹患骨质疏松者,其骨量会比一级亲属中没有骨质疏松患病史的人群低。另外,在绝经后期,骨量的丢失率也受基因的调控。尽管遗传因素对绝经后骨量丢失率的影响不如其对骨量的影响,但也有超过56%是受基因调控的。

第十二章　骨质疏松的家庭指导

（四）身高较矮小的人群

身高较矮小的人群最高骨量相对来说较低，因此骨量丢失造成的后果较严重，所以患骨质疏松的风险增加。女性身材较男性娇小也是患骨质疏松具有性别差异性的一个原因。

（五）有不良生活方式的人群

1. 缺乏运动

我们都知道运动有很多好处，如果长期久坐，这种不良的生活方式会加速骨量的丢失，增加骨质疏松的患病可能。

2. 缺乏光照

很多人群长期在办公室办公，业余时间也都待在家里很少出门，光照时间减少，容易造成钙的吸收能力降低，即使补充充足的钙，缺乏维生素 D 的帮助，钙也很难被吸收，因此缺乏光照的人群患骨质疏松的可能也较高。

3. 过量饮酒、咖啡、碳酸饮料的人群

会造成钙的吸收障碍，或把钙从肾脏带出体外，影响骨骼健康。

4. 长期吸烟

吸烟使骨吸收加快，造成骨量的丢失加快，肠钙吸收下降。女性吸烟者可能会过早绝经。

（六）饮食中缺乏钙和蛋白质的人群

我们维持骨骼健康所需的钙和蛋白质，常常是通过食物来获取，很少会进行钙剂的补充。如果饮食中缺乏钙和蛋白质，会导致骨矿物质和骨基质减少，更容易发生骨质疏松。

（七）某些疾病患者

1. 影响钙在消化道吸收的疾病

影响钙在消化道吸收的疾病有胃大部切除术后、肠易激综合征、慢性肝病、溃疡性结肠炎。

2. 加速钙丢失的疾病

加速钙丢失的疾病有慢性肾炎、肾衰竭、肾盂肾炎、肾移植术后。

3. 内分泌疾病

内分泌疾病如甲状腺功能亢进、甲状腺功能减退、甲状旁腺功能亢进、糖尿病、库欣综合征。

4. 其他疾病

其他疾病如类风湿关节炎、肺源性心脏病、骨肿瘤、转移性肿瘤、乳腺癌、白血病。

（八）服用某些药物的人群

服用某些药物的人群见表12-1。

三、骨质疏松的常见症状

人们常常说骨质疏松是一种"无声"的疾病，因为人们常常等到疼痛十分剧烈才意识到自己患病了。这就是前文中我们一再强调在患骨质疏松之前采取措施来保护你的骨骼的原因。同样，了解疾病的早期症状也十分重要。以下是一些骨质疏松的患病信号。

1. 身高变矮

我们常常开玩笑说当年龄增大之后会"变矮"，但在骨质疏松的发病中，这并不是一个玩笑，当脊柱发生在骨质疏松，脊椎会被压缩甚至滑脱，表现在症状上就是身高变矮。

2. 背痛

背痛的原因有很多，早期的骨质疏松常常因为椎体的滑脱或者尚无法诊断的微小骨折而引起背痛。

3. 脊柱畸形、驼背和圆肩

如果你看到一个老年人，圆肩并且弯腰驼背，这可能是一个骨质疏松的症状。

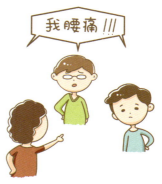

第十二章　骨质疏松的家庭指导

4. 骨折

你可能会发现，仅仅是一点小的伤害却导致了严重的骨折，或在日常活动或轻微损伤时，出现突发性背痛并伴骨骼响动的声音，或者由于撞到家具、打喷嚏、甚至只是弯个腰的压力都可能会发生骨折。脊柱和髋部是骨质疏松患者最容易发生骨折的两个部位，若感觉发生的事件不大可能会造成骨折，且骨折又发生在这两个部位，那骨折很可能是由于骨质疏松造成的，你很可能已经患上了骨质疏松。

为帮助人们判断自己是否是骨质疏松的潜在患者，国际骨质疏松基金会设计了"一分钟风险测试表"（表12-2）。

表12-2　骨质疏松的潜在患者一分钟风险测试表

1. 您的父母有没有轻微碰撞或跌倒时就会发生髋骨骨折的情况？
2. 您是否曾经因为轻微的碰撞或者跌倒就会伤到自己的骨骼？
3. 您经常连续3个月以上服用"可的松、泼尼松"等激素类药物吗？
4. 您的身高是否降低了3厘米或以上？
5. 您经常过度饮酒吗？
6. 您每天吸烟超过20支吗？
7. 您经常患痢疾、腹泻吗？（由于腹腔疾病或者肠炎而引起）
8. 女士回答：您是否在45岁之前就绝经了？
9. 您曾经有过连续12个月以上没有月经（除了怀孕期间）？
10. 男士回答：您是否患有阳痿或者缺乏性欲这些症状？

请回答以上问题。如果您有任何一道问题的答案为"是"，就表明已经有患骨质疏松的风险，应当咨询医生是否需要进一步检查或治疗。如果您的答案大多数或全部都为"是"，那么您很有可能已经患上了骨质疏松，请前往医院进行进一步的检查。

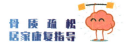

四、骨质疏松的三级预防

研究指出，一半以上的女性以及 25% 的男性在 50 岁时会发生由于骨质疏松造成骨的各种损伤，最常见的就是发生在髋部、脊柱和腕关节等部位的骨折。这些骨折不仅导致疼痛、较长的康复时间，还会影响人们的生活质量。发生髋部骨折后还有较高的死亡率。另外，1/5 的骨质疏松性骨折患者会接受手术，手术后需要较长

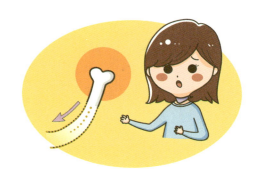

的恢复时间，而且手术本身也会造成疼痛。因此，骨质疏松被看作比其他随着年龄增大的退行性病变更为严重的疾病。

但是，骨质疏松是可以预防和治疗的，下面介绍一下骨质疏松的三级预防。

（一）一级预防

骨质疏松的一级预防应从青少年和儿童时期开始，做到未病防病。

（1）合理的膳食：众所周知，骨骼的健康离不开合理的营养。要从青少年时期就开始注意营养要素的摄取，多食用一些含钙、磷、维生素高的食物。例如，各种奶制品、豆类、鸡蛋、鱼类等。

（2）充足的光照：光照可以使体内合成相当数量的维生素 D，维生素 D 可以帮助骨骼对钙的吸收，缺少维生素 D，钙的吸收会大打折扣，因此充足的光照是必不可少的。

（3）适当的锻炼：骨骼受到来自肌肉的压力时，骨量会增加。青少年时期的运动对骨量的增加有重要意义。适当的运动可以将骨量"储存"起来，拥有较大的骨量基数，在遭遇骨量丢失时，其造成的后果较轻微。

第十二章　骨质疏松的家庭指导

（二）二级预防

骨质疏松的二级预防应做到已病早治。主要对象是绝经期女性。前面提到，人的骨量有一个极值，20岁左右达到顶峰之后，骨量会逐渐下降。而女性到了绝经期，由于雌激素和黄体酮的下降，骨量丢失非常快。因此，绝经期女性应进行骨量检测，并适当补充一些钙剂和维生素D。另外，骨质疏松除了原发性骨质疏松之外，还有其他疾病伴随的继发性骨质疏松，这些疾病会增加患骨质疏松的风险，而且还能加快骨质疏松的进程。例如糖尿病、慢性肾炎、系统性红斑狼疮等疾病，应尽早对这些疾病进行治疗。鼓励绝经期女性在骨质疏松发生前或发生早期尽早诊断，进行钙剂的补充和适当的锻炼，对防止发生严重的骨质疏松和其并发症有重要意义。

（三）三级预防

三级预防即康复治疗。康复治疗对防止骨质疏松的发生发展有很大的作用。对于已经发生骨质疏松的患者，适当的康复训练可以有效地防止严重骨质疏松骨质疏松并发症的发生，如骨盆骨折、髋关节骨折。很多老年人由于骨质疏松所致的骨折严重影响其晚年的生活质量，并且由于年龄较大，骨折恢复时间长，治疗费用高，给患者和家属带来巨大的痛苦。康复治疗可以在以下两个时期进行：一是在骨质疏松发生但尚未发生严重并发症时，对患者进行普及防跌倒的知识教育，并指导钙剂、维生素D的补充。还可教给患者一些可以在家庭进行的康复运动，以防止骨量的继续丢失和严重并发症的发生。二是在骨质疏松性骨折发生后患者进行康复训练。康复训练能加快骨折的愈合，使患者能早日下床活动。骨折患者有手术指征应争取早日进行手术，手术后尽早开始康复训练，可显著改善预后。康复治疗应循序渐进地进行，从卧位到坐位，再到扶拐行走、独立行走。

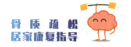

第二节　骨质疏松的家庭监测

一、原发性骨质疏松的监测

（一）身高

一些罹患骨质疏松的老年人，尤其是老年女性会出现明显的身高缩短。因此，从对身高的监测来判断是否患骨质疏松，以及估计骨质疏松的严重程度是一种最简便的方法。可以使用皮尺对身高进行测量，并与年轻时的身高进行对比。不过，该方法虽然简单，但很有可能不准确，因为身高的测量可能产生误差，并且有些骨质疏松患者的身高是没有明显缩短的，因此身高的测量只能作为一种家庭的简易手段。

（二）疼痛

全身疼痛是骨质疏松的最常见、最主要的症状，主要是由于骨小梁的破坏、消失、骨膜下皮质骨的破坏引起全身疼痛，最常见的是腰背痛。另一个疼痛的重要原因是骨折，受到外力或非外力压迫，患者易发生椎骨压缩性骨折，这也是要对疼痛进行监测的原因。疼痛突然加剧或严重腰背疼痛超过3~4周，可能是椎骨压缩性骨折，应尽早到医院就诊。

（三）听力、视力

老年人定期监测听力、视力对预防跌倒引起的骨折，特别是骨质疏松性骨折有重要指导意义。可在家中对老年人采取简便的视力和听力检查，如从5米外对着老年人说话，询问老年人是否听清说话内容，若不能听清，则缓慢接近老年人直至其能听懂。视力的检查可借助视力表，若看视力表也有困难，最简便的方法是借助手指询问老年人眼前手指的个数等。听力和视力明显下降的老年人应尽量少到不平整的地方活动，以防跌倒发生。

（四）每日钙摄入量

应尽量对老年人每日食物中的含钙量进行监测、计算，看是否满足

第十二章 骨质疏松的家庭指导

每日的需求量。表 12-3 所示为中国营养学会推荐各年龄人群每日钙摄入量。

表 12-3　中国营养学会推荐各年龄人群每日钙摄入量

年　龄	推荐摄入量（毫克/天）
0~6 个月	300
7~12 个月	400
1~3 岁	600
4~10 岁	800
11~17 岁	1000
18~49 岁	800
50 岁以上	1000

二、继发性骨质疏松的监测

（一）血糖

糖尿病性骨质疏松属于继发性骨质疏松，其原因是胰岛素缺乏导致糖、脂肪、钙、磷、镁等代谢异常，引起骨骼中无机物减少，从而导致骨质疏松的发生。患者应该积极控制糖尿病、控制高血糖。因此在日常生活中，应控制饮食，掌控进餐量、合理配餐，并密切监测血糖。在家中可选择血糖仪对血糖进行监测，保证血糖值相对正常，不仅对预防和控制骨质疏松有重要作用，也对控制糖尿病的其他并发症有重要作用。

（二）激素

甲状腺功能亢进、甲状腺功能减退、库欣综合征以及甲状旁腺功能亢进等都可能引起继发性骨质疏松，在治疗原发性疾病的过程中，应密切注意症状的变化、激素水平的变化。激素水平的监测可以遵医嘱或自行确定时间，到医院进行检查。

其实，原发性骨质疏松与继发性骨质疏松的监测没有明确的界限，例如每日食物中含钙量的监测，无论是原发性骨质疏松还是继发性骨质疏松的患者都是应该注意的，鉴于家中条件有限，很多检查也必须到医院遵医嘱进行。在药物治疗或钙剂补充等治疗过程中需要定期检查骨密度，可以到医院根据不同情况选择双能吸收X线、定量超声、定量等方法进行骨密度的测量。进行骨密度测量的指征有：

（1）年龄＞65岁者。

（2）具备1个主要骨折风险因素或两个以上次要因素的50~65岁成人，应该每年评估有无骨质疏松性骨折风险，需要测量BMD。

（3）骨质疏松治疗开始后，每年需要1~2次的测量，以评估治疗效果。

（4）对于无须治疗的患者、有中度骨折风险的患者，每1~5年复查1次BMD，对低度骨折风险的患者，每5~10年测量1次BMD。

另外，还可对骨形成和骨吸收的主要标志物进行生化检查，看骨吸收和骨形成的态势。

第三节　骨质疏松并发症的家庭预防及护理

一、骨质疏松的常见并发症

骨质疏松最常见的并发症就是骨折，骨折可以发生于身体的各个部位，但最常发生的骨折部位是髋部、脊椎、桡骨远端三个部位。由于这些部位承受的压力比较大，所以发生骨折的风险更大。

（一）髋部骨折

髋部骨折与骨密度降低密切相关，与其他部位骨折相比，髋部骨折的致残率更高，治疗所需的医疗费用也更大。

第十二章　骨质疏松的家庭指导

髋部骨折发生率随年龄的增长而增加，与年龄相关的骨密度减少及与年龄相关跌倒的风险升高有关，90%的髋部骨折是由跌倒造成的。

（二）椎骨骨折

椎骨骨折的发生率低于髋部骨折，其中一个原因是部分患者不易确诊。只有1/3的患者会引起重视，而且只有不到10%的患者会选择去医院就诊。尽管有些患者会进行影像学检查，但因为其在影像学上不明显，影像科医生也很难发现一些椎骨骨折。由于在临床上椎骨骨折很少引起患者注意，所以有些患者得不到适当的治疗。椎骨骨折应该引起重视，椎骨骨折可能会造成一个恶性循环，下背痛、活动受限会增加骨量丢失率、骨密度下降，而骨量丢失和骨密度下降又会造成再发椎骨骨折。

（三）桡骨远端骨折

桡骨远端骨折通常发生在跌倒时用手撑地。该骨折发生率的增长模式与髋部骨折和椎骨骨折不太一样。在40~65岁人群，桡骨远端骨折的发生率呈线性增加，然后保持稳定。保持稳定的原因可能是在65岁以上步态缓慢及有神经肌肉疾病的老年人中，跌倒变成了髋部先着地。相比髋部骨折，桡骨远端骨折更容易发生在室外，而冬季是发生桡骨远端骨折的高峰时期。

（四）其他部位骨折

胫骨近端骨折，骨盆骨折，股骨远端骨折和肱骨近端骨折的发生率在老年女性随着年龄的增长也会增加，而同龄的老年男性发生率稍低。约75%或更多的肱骨近端骨折是由于跌倒造成的，而且在神经肌肉功能不佳的女性发生率更大。骨盆骨折常发生在35岁或以上的人，近70%是女性。股骨远端骨折的发生率在65岁之后女性比男性高，大多数骨折也是由于跌倒所致。胫骨近端骨折被归类为"复合"骨折，在骨密度降低的老年女性中，下肢骨折的风险增加。

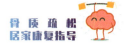

二、骨折风险的评估

（一）一些可能增加骨折风险的因素（表12-4）

表12-4 一些可能增加骨折风险的因素

女性
绝经年龄提前
年龄较大
原发性或继发性闭经
亚洲男性或白人男性原发性和继发性性腺功能低下
骨折史
骨密度低
使用糖皮质激素治疗疾病
较高的骨量丢失
髋部骨折家族史
体重较轻
神经肌肉疾患
吸烟史
过量饮酒
长期不活动
饮食钙摄入较低
维生素D缺乏

以上是一些可能增加骨折风险的因素，骨折作为骨质疏松最常见最严重的并发症，预防骨折对骨质疏松患者和家属来说十分重要。下面介绍一些可以预防骨折的方法：治疗引起骨量丢失的疾病；每日食物中的钙摄入量≥1000毫克，每千克体重蛋白摄入量1克；预防维生素D缺乏：每日补充维生素800国际单位；进行适当的负重运动降低跌倒风险，1周参加3次体育锻炼，每次30分钟；避免吸烟；避免过量饮酒；避免摄入过多咖啡因。

第十二章 骨质疏松的家庭指导

大部分骨折是由于跌倒导致的,部分椎骨骨折是由于承重导致的。跌倒的风险随着年龄的增大而增大,老年人跌倒可能与自身和家庭环境因素有关。从自身因素来说,残疾、步行障碍、活动障碍、平衡障碍与跌倒及跌倒相关损伤有很大的关系。保持姿势的控制和避免环境中的障碍与本体感觉、视觉、前庭感觉相关。视觉敏感度降低或者下肢感觉降低,慢性疾病如神经损伤、心脏疾病、中风、尿失禁、认知障碍等会使跌倒风险增加。一些药物,如安眠药、抗抑郁药、镇静药也与跌倒有关。家庭环境因素,例如湿滑的楼梯、不稳定的家具以及光线较暗等。摔倒的方向影响摔倒的后果,受冲击的着力点影响骨折的类型和程度。摔倒的时候,老年人通常髋部着地;相反,年轻人则倾向于在着地时使用腕部撑地。很多条件反射和姿势控制可以预防和减轻损伤。反射行动做的有效性依赖于这些保护性动作的执行速度和肌肉的力量。跌倒的影响可以被体表的软组织减轻,因此较高的体重通过脂肪和肌肉的缓冲能力在一定程度上能起到保护作用。对跌倒的高危者要注意其步行能力、身体平衡维持能力以及双下肢的肌力,要有意识地提高患者这三方面的能力。

三、跌倒风险的评估和预防跌倒的策略

表 12-5 所示为具有较高的跌倒风险的人群。

表 12-5 具有较高的跌倒风险的人群

失去行动能力、残疾
步行和平衡功能损伤
罹患神经肌肉或者肌肉骨骼相关疾病
视力缺陷
神经、心脏疾病
跌倒史
服用药物
认知障碍

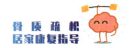

骨质疏松性骨折大多发生在跌倒之后,因此预防跌倒是非常重要的预防骨折的方法。加拿大骨质疏松协会推荐的预防跌倒的策略如下:

(1)除去家中的小地毯或卷边的地毯、突出的家具和丝带物。

(2)穿低跟鞋以得到良好的支撑行走。

(3)行走时注意凹凸不平的地面、人行道、地板及注意脚下的宠物。

(4)注意保养楼梯,两边安装扶手,清理楼梯上的杂物。

(5)注意正在服用的药物有无副作用,有些药物可能使跌倒风险增加,例如降压药、安眠药、H_2受体阻滞剂等。

(6)注意体育锻炼,增加肌肉力量和平衡训练,有助于减少行走时跌倒可能。

对于具有高跌倒风险的患者,家属应密切关注。预防跌倒,对骨质疏松患者来说很重要,髋部骨折带来的疼痛和手术的创伤,长期卧床的各种并发症以及较差的生活质量,对骨质疏松患者来说,都可以通过预防跌倒来避免骨折发生。根据加拿大骨质疏松协会推荐的策略,在日常的生活当中,应注意居家环境的安全,还要适当的训练患者的下肢肌力、平衡能力、步行能力等。

四、家属如何对骨折患者进行护理

骨质疏松性骨折一旦发生,就需要家属及患者积极配合治疗,有些种类骨折的患者不管采取保守治疗还是手术治疗,都可能需要长期卧床,在医院住院结束后,最终回归家庭。因此家属对骨折患者护理的好坏决定了骨折的预后,需要受到重视。

(一)心理支持

患者由于长期卧床,生活无法自理,还有骨折引发的疼痛,可能会使患者产生焦虑、抑郁等不良情绪。家属应根据患者不同的心理状态给予患者不同的心理支持,要告知患者积极配合治疗,常常与其交谈,转移其注意力,为患者创造温馨、和谐的环境,做到家中有人陪伴、照顾患者。

（二）疼痛护理

疼痛是骨折最常见的症状之一，所以缓解疼痛十分重要。骨折患者要维持良好的姿势和体位；上下肢骨折者注意保护好患肢，避免对患肢过度牵拉，还要保暖以减少寒冷刺激导致肌肉痉挛引起疼痛。可以让患者看电视、听音乐、听故事等转移其对疼痛的注意力，必要时可以遵医嘱使用镇痛药物。

（三）体位护理

桡骨远端骨折患者术后应保持患肢功能位，不可随意移动患肢，注意观察患肢血运状况。胸腰椎骨折患者应平卧于硬板床上，骨折部位垫厚枕，使脊柱过伸。髋部骨折不同时期采取不同的体位，术后患者应在其两腿之间垫一软枕，防止患肢过度内收，保持下肢外展中立位，背部还应垫一软枕支撑患者身体。在不同愈合阶段应进行循序渐进地从卧位到坐位再到站立位和步行的锻炼。

（四）合理膳食

骨折患者本身就伴有不同程度的骨质疏松，而骨折的愈合和接受手术患者切口的愈合又需要丰富的营养。骨折早期应使用清淡、易消化的食物，如稀饭、面条等，中期应进食高蛋白、低脂、高钙的食物，还应该注意微量元素的补充，并且要多食用水果，预防便秘。

（五）功能锻炼

对于椎骨骨折的患者首先应卧床休息并给予必要的止痛药物，此时可让患者做一些不用力的等张训练，卧床休息2周后可做翻身和腰背肌增强练习，锻炼强度以无疼痛和不适，患者可耐受为宜。桡骨远端骨折在进行复位、固定后，可做肩部主动运动，以及屈肘、伸握拳、拇指对指等练习，逐渐增加用力程度。骨折愈合后可进行腕关节屈伸和前臂旋转练习，1~2周后进行前臂支撑练习。髋部骨折的患者，在住院期间由医生指导活动，术后1个月，可以开始进行屈髋练习，6周进行双小腿

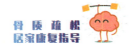

下垂坐姿练习，3个月后可逐渐开始轻度负重练习，3~6个月可以进行步行训练，可从双拐到单拐，再到大部分负重行走，最后完全负重行走。在日常生活中应该注意，不要坐低椅、沙发及马桶，睡觉采取仰卧位，患肢外展位。拾取地面物品时，不应过分屈曲髋关节，勿蹲在地上。

（六）长期卧床并发症的预防

长期卧床会有多种并发症，对于髋部骨折的患者，愈合时间长，应注意护理，以免发生并发症造成严重的后果，影响骨折预后。一些年老体弱的患者若护理不到位，可能会发生危及生命的并发症。

1. 压疮

长期卧床会使与床接触的骨突部位受压，组织血流缓慢或停止，持续一段时间后，可造成组织坏死，发生压疮。压疮一旦发生，就会增加护理难度，压疮感染还可以引起败血症，而且压疮的治疗效果大多不理想，所以对压疮进行预防至关重要。对于卧床患者，应每2小时协助其翻身1次，按摩骨突处的受压皮肤，每日清洁皮肤2~3次，并保持床单清洁。

2. 便秘

长期卧床，活动受限，导致患者胃肠功能减弱容易引起便秘。患者应增加粗纤维含量丰富的食物摄入，每日饮水量不应少于2000毫升，少吃过于精细、辛辣刺激性的食物，还可以帮助、指导患者对腹部进行按摩，每次20~30分钟。

3. 下肢深静脉血栓

长期卧床制动的患者，缺少活动使静脉回流减慢，而且骨折导致血管内皮损伤，疼痛和手术等应激使血液高凝又增加了发生下肢深静脉血栓的可能。患者应注意观察双下肢的皮肤颜色及皮肤温度，观察下肢有无肿胀。同压疮一样，双下肢静脉血栓重在预防，平时应鼓励患者在不影响骨折愈合的情况下进行肢体的主动活动，如踝关节的背伸和股四头肌的等长收缩。若主动活动困难，可适当地帮助患者进行被动活动，还可抬高患肢 20°~30°，帮助静脉回流。

4. 肺部感染

长期卧床的患者一般肺循环不畅，支气管和喉部的分泌物不易排出，而且患者抵抗力降低，容易发生肺部感染。应鼓励患者咳嗽和咳痰，经常做深呼吸运动和上肢外展扩胸运动。家属应协助患者翻身，在翻身后轻叩其背部及胸部，帮助患者排痰；还应加强口腔护理，做到口腔清洁。

5. 泌尿系统感染

长期卧床或留置导尿管的患者可能会引起泌尿系统感染。留置导尿管一般在住院期间由护理人员进行护理，出院回到家中之后，家属除了监督患者每日饮水量达到要求以外，还应该对会其会阴部进行清洁，保持会阴部清爽干净，减少泌尿系感染发生的可能性。

（倪国新　曾　妮）

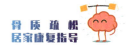

第十三章 骨质疏松的心理辅导

第一节 骨质疏松对心理健康的危害

骨质疏松是一种慢性疾病，其所造成的慢性疼痛、体形畸变和行动不便给患者的精神造成了负面影响，特别是一些年老患者当发生骨质疏松性骨折之后，卧床时间较长，不能完全恢复，导致生活不能自理，这对患者是一种巨大的打击。近年来，骨质疏松患者的心理问题受到越来越多的重视，人们发现，对患者进行心理疏导可以使骨质疏松的治疗效果更好，预后更佳。

最常见的骨质疏松患者的心理症状是焦虑和抑郁。焦虑是因受到不能达到目的或不能克服障碍的威胁，使个体的自尊心和自信心受挫，失败感和内疚感增加，预感到不详和担心而形成的一种紧张不安及带有恐惧和不愉快的情绪，患者内心处于警觉状态，有担忧、不安等情绪。患者对于疾病的认识度较低，在较长的治疗时间里看不到治疗效果，会对治疗缺乏信心而感到焦虑；还有些患者对治疗的期望值太高，一旦治疗效果没有达到期望值，也会引发患者的焦虑情绪。抑郁常常由于在长期卧床生活不能自理，或慢性疼痛无缓解导致的绝望感所引发，表现为心情不好，感到自己无助或绝望，认为生活毫无价值，或自身的疾病无法好转，对治疗和康复失去信心。有些骨质疏松性骨折的患者，住院时间长、花费高，认为自己连累了家人，表现为不愿意讲话、不愿意见人等。因此，要正确地认识疾病带来的心理症状，并积极进行调整。

第十三章 骨质疏松的心理辅导

第二节 骨质疏松的心理评定

一、骨质疏松患者生活质量的评定

生活质量包括了身体功能、心理状态、社会功能等,人们患病后,由于身体功能的改变,生活质量或多或少会受到影响,而生活质量的改变又可以反映心理健康状态。因此,骨质疏松患者的生活质量评定也可以用来评定心理状态。生活质量评定有很多方法,可以跟患者进行交谈,或者观察患者的疾病状态、心理行为等来评定,但运用得最多的是评定量表。

1. 骨质疏松患者生活质量问卷量表（表 13-1）

表 13-1　骨质疏松患者生活质量问卷量表

1. 你的疲劳发生改变了吗？
2. 你走的路更长了吗？
3. 你走得更快了吗？
4. 你能坐得更久了吗？
5. 当你爬楼梯更自信了吗？
6. 你能站得更久了吗？
7. 你在家中如何处理日常家务？
8. 你如何进行每天的个人护理？
9. 你怎样睡眠？
10. 你的社会生活改变了吗？
11. 你发现你的姿势改变了吗？
12. 你总体上的幸福改变了吗？

对每一项的评定标准是 20 分 = 巨大改善；15 分 = 轻微改善；10 分 = 无变化；5 分 = 轻微加重；0 分 = 严重恶化。12 项得分相加就是总分。

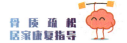

2. 社会生活能力概括评定问卷

社会生活能力概括评定属于生活质量评定的一项重要内容，具体见表 13-2。

表 13-2 社会生活能力概括评定问卷

---

1. 上学或上班情况与伤病前大致相同
是：20 分
否：0 分

2. 参加社交活动（访亲探友等）
从不参加：0 分
极少参加：5 分
正常参加：10 分

3. 参加社团活动（工会、联谊会、学会等）
从不参加：0 分
极少参加：5 分
正常参加：10 分

4. 与别人进行打扑克、下象棋、参观旅行、打球、看球赛等文体活动
从不参加：0 分
极少参加：5 分
正常参加：10 分

5. 与别人一块看电视、谈话、听音乐、上公园、散步、购物等业余消遣活动
从不参加：0 分
极少参加：5 分
正常参加：10 分

该量表最高得分为 60 分，最低得分为 0 分。分级判断标准：0 分，社会功能重度障碍；≤20 分，社会生活能力中度障碍；20~40 分，社会生活能力轻度障碍；60 分，社会生活能力正常。

第十三章　骨质疏松的心理辅导

二、抑郁状态的评定

1. 汉密尔顿抑郁量表（表13-3）

表13-3　汉密尔顿抑郁量表

1. 抑郁情绪
（1）只在问到时才诉述
（2）在访谈中自发地表达
（3）不用言语也可从表情、姿势、声音或欲哭中流露出这种情绪
（4）患者的自发言语和非语言表达（表情、动作）几乎完全表现为这种情绪

2. 有罪感
（1）责备自己，感到自己已连累他人
（2）认为自己犯了罪，或反复思考以往的过失和错误
（3）认为目前的疾病，是对自己所犯错误的惩罚，或有罪恶妄想
（4）罪恶妄想伴有指责或威胁性幻觉

3. 自杀
（1）觉得活着没有意义
（2）希望自己已经死去，或常想到与死有关的事
（3）消极观念（自杀念头）
（4）有自杀行为

4. 入睡困难：初段失眠
（1）主诉有入睡困难，上床半小时后仍不能入睡（要注意患者平时入睡的时间）
（2）主诉每晚均有入睡困难

5. 睡眠不深：中段失眠
（1）睡眠浅，多噩梦
（2）半夜（晚12点钟以前）曾醒来（不包括上厕所）

6. 早醒：末段睡眠
（1）有早醒，比平时早醒1小时，但能重新入睡（应排除平时的习惯）
（2）早醒后无法重新入睡

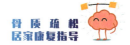

续表

7. 工作和兴趣
   （1）提问时才诉述
   （2）自发地直接或间接表达对活动、工作或学习失去兴趣，如感到没精打采，犹豫不决，不能坚持或强迫自己去工作或活动
   （3）活动时间减少或成效下降，住院患者每天参加病房劳动或娱乐不满3小时
   （4）因目前的疾病而停止工作，住院者不参加任何活动或没有他人帮助便不能完成病室日常事务（注意：不能只要住院就打4分）

8. 阻滞：指思想和言语缓慢，注意力难以集中，主动性减退
   （1）精神检查中发现轻度阻滞
   （2）精神检查发现明显阻滞
   （3）精神检查进行困难
   （4）完全不能回答问题（木僵）

9. 激惹
   （1）检查时有些心神不宁
   （2）明显心神不宁或小动作多
   （3）不能静坐检查中曾起立
   （4）搓手、咬手指、扯头发、咬嘴唇

10. 精神性焦虑
    （1）问时诉述
    （2）自发地表达
    （3）表情和言语流露出明显忧虑
    （4）明显惊恐

11. 躯体性焦虑：指焦虑的生理症状，包括口干、腹胀、腹泻、打嗝、腹绞痛、心悸、头痛、过度换气和叹气，以及尿频和出汗等
    （1）轻度，有部分上述症状
    （2）中度，有肯定的上述症状
    （3）重度，上述症状严重，影响生活或需要处理
    （4）严重影响生活和活动

12. 胃肠道症状
    （1）食欲减退，但不需他人鼓励便自行进食
    （2）进食需他人催促或请求和需要应用泻药或助消化药

第十三章 骨质疏松的心理辅导

续表

13. 全身症状
   （1）四肢、背部或颈部沉重感，背痛、头痛、肌肉疼痛，全身乏力或疲倦
   （2）症状明显

14. 性症状：指性欲减退，月经紊乱等
   （1）轻度
   （2）重度
   （3）不能肯定，或该项对被评者不适合（不计入总分）

15. 疑病
   （1）对身体过分关注
   （2）反复考虑健康问题
   （3）有疑病妄想
   （4）伴有幻觉的疑病妄想

16. 体重减轻
   （1）按病史评定：①患者诉说可能有体重减轻；②肯定体重减轻
   （2）按体重记录评定：①1周内体重减轻超过0.5千克；②1周内体重减轻超过1千克

17. 自知力
   （1）知道自己有病，表现为忧郁
   （2）知道自己有病，但归咎伙食太差，环境问题，工作过忙，病毒感染或需要休息
   （3）完全否认有病

该量表大部分项目采用0~4分的5级评分法。各级的标准为：0分，无；1分，轻度；2分，中度；3分，重度；4分，极重度。少数项目采用0~2分的3级评分法，其分级的标准为：0分，无；1分，轻至中度；2分，重度。

汉密尔顿抑郁量表主要在临床上由医生用于对就诊患者抑郁状态的评定，对于抑郁状态的自我评价可参考抑郁自评量表。

2. 抑郁自评量表（表13-4）

抑郁自评量表是根据患者近1周的感觉来进行评分的。正向评分题依次评为1、2、3、4分；反向评分题（注*号者）则评分为4、3、2、1分。

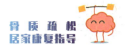

表 13-4　抑郁自评量表

评定项目	很少有	有时有	大部分时间有	绝大部分时间有
1. 我感到情绪沮丧，郁闷				
*2. 我感到早晨心情最好				
3. 我要哭或想哭				
4. 我夜间睡眠不好				
*5. 我吃饭像平时一样多				
*6. 我的性功能正常				
7. 我感到体重减轻				
8. 我为便秘烦恼				
9. 我的心跳比平时快				
10. 我无故感到疲劳				
*11. 我的头脑像往常一样清楚				
*12. 我做事情像平时一样不感到困难				
13. 我坐卧不安，难以保持平静				
*14. 我对未来感到有希望				
15. 我比平时更容易激怒				
*16. 我觉得决定什么事很容易				
*17. 我感到自己是有用的和不可缺少的人				
*18. 我的生活很有意义				
19. 假如我死了，别人会过得更好				
*20. 我仍旧喜爱自己平时喜爱的东西				

　　结果分析：指标为总分。将 20 个项目的各个得分相加，即得粗分。标准分等于粗分乘以 1.25 后的整数部分。总粗分的正常上限为 41 分，标准总分为 53 分。抑郁严重度 = 各条目累计分 /80。结果：0.5 以下者为无抑郁；0.5~0.59 为轻微至轻度抑郁；0.6~0.69 为中至重度抑郁；0.7 以上为重度抑郁。仅作为参考。关于抑郁症状的分级，除参考量表分值外，主要还要根据临床症状，特别是主要症状的程度来划分，量表分值仅作为一项参考指标而非绝对标准。

第十三章　骨质疏松的心理辅导

三、焦虑状态的评定

1. 汉密尔顿焦虑量表（表13-5）

汉密尔顿焦虑量表中所有项目均采用0~4分的5级评分法，各级的标准为：0分无症状；1分，轻；2分，中等；3分，重；4分，极重。

表13-5　汉密尔顿焦虑量表

1. 焦虑心境：担心、担忧，感到有最坏的事情将要发生，容易被激惹
2. 紧张：紧张感、易疲劳、不能放松，情绪反应，易哭、颤抖、感到不安
3. 害怕：黑暗、陌生人、一人独处、动物、乘车或旅行及人多的场合
4. 失眠：难以入睡、易醒、睡得不深、多梦、梦魇、夜惊、睡醒后感到疲倦
5. 认知功能：注意力不能集中，记忆力差
6. 抑郁心境：丧失兴趣、对以往爱好的事物缺乏快感、忧郁、早醒、昼重夜轻
7. 躯体性焦虑（肌肉系统症状）：肌肉酸痛、活动不灵活、肌肉经常抽动、肢体抽动、牙齿打战、声音发抖
8. 感觉系统症状：视物模糊、发冷发热、软弱无力感、浑身刺痛
9. 心血管系统症状：心动过速、心悸、胸痛、血管跳动感、昏倒感、心搏脱漏
10. 呼吸系统症状：时常感到胸闷、窒息感、叹息、呼吸困难
11. 消化系统症状：吞咽困难、嗳气、食欲不佳、消化不良（进食后腹痛、胃部烧灼痛、腹胀、恶心、胃部饱胀感）、肠鸣、腹泻、体重减轻、便秘
12. 泌尿、生殖系统症状：尿意频繁、尿急、停经、性冷淡、过早射精、勃起不能、阳痿
13. 自主神经系统症状：口干、潮红、苍白、易出汗、易起"鸡皮疙瘩"、紧张性头痛、毛发竖起
14. 与人谈话时的行为表现 （1）一般表现：紧张、不能松弛、忐忑不安、咬手指、紧握拳、摸弄手帕、面肌抽动、不停顿足、手发抖、皱眉、表情僵硬、肌张力高、叹息样呼吸、面色苍白 （2）生理表现：吞咽、频繁打呃、安静时心率快、呼吸加快（20次/分钟以上）、腱反射亢进、震颤、瞳孔放大、眼睑跳动、易出汗、眼球突出

按照我国量表协作组提供的资料：总分≥29分，可能为严重焦虑；

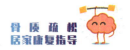

21~28分，肯定有明显焦虑；14~20分，肯定有焦虑；7~13分，可能有焦虑；＜7分，没有焦虑。

以上是医院常用的评价焦虑症的量表，对于骨质疏松患者的自测，可以使用以下的焦虑自评量表对自己的焦虑症状进行评价。

2. 焦虑症自评量表（表13-6）

①根据近1周来的实际感觉在适当的数字上划"√"，不要漏评任何一个项目，也不要在相同的项目上重复评定；②量表中有部分反向（即从焦虑反向状态）评分的题，注意保障在填分、算分时的理解；③本表可用于反映测试者焦虑的主观感受，对心理咨询门诊及精神科门诊或住院精神病患者均可使用，但由于焦虑是神经症的共同症状，故焦虑症自评量表在各类神经症鉴别中作用不大；④关于焦虑症状的临床分级，除参考量表分值外，还应根据临床症状，特别是主要症状（主要症状包括：与处境不相称的痛苦情绪体验、精神运动性不安、自主神经功能障碍）的程度来划分。量表总分值仅能作为一项参考指标而非绝对标准。

表13-6 焦虑症自评量表

1. 我觉得比平常容易紧张和着急
2. 我无缘无故地感到害怕
3. 我容易心里烦乱或觉得惊恐
4. 我觉得我可能将要发疯
*5. 我觉得一切都很好，不会发生什么不幸
6. 我手脚发抖、打战
7. 我因为头痛、颈痛和背痛而苦恼
8. 我感觉容易衰弱和疲乏
*9. 我觉得心平气和，容易安静坐着
10. 我觉得心跳很快
11. 我因为一阵阵头晕而苦恼
12. 我有晕倒发作或觉得要晕倒似的

第十三章 骨质疏松的心理辅导

续表

| *13. 我呼气、吸气都感到很容易 |
| 14. 我手脚麻木和刺痛 |
| 15. 我因为胃痛和消化不良而苦恼 |
| 16. 我常常要小便 |
| *17. 我的手常常是干燥温暖的 |
| 18. 我脸红发热 |
| *19. 我容易入睡并且一夜睡得很好 |
| 20. 我做噩梦 |
| 总分统计: |

评分方法：焦虑症自评量表采用 4 级评分，主要评定症状出现的频度。其标准为："1"表示没有或很少时间有；"2"表示有时有；"3"表示大部分时间有；"4"表示绝大部分或全部时间都有。20 个条目中有 15 项是用负性词陈述的，按上述 1~4 顺序评分。注 * 号者（5、9、13、17、19）是用正性词陈述的，按 4~1 顺序反向计分。

心理评定对于识别患者的一些心理状态起着一定的辅助作用，对患者了解自身的状态也有积极的意义，但不可完全依赖评定量表，还要结合患者自身的症状和疾病的发展进行综合评价。

第三节　骨质疏松患者的心理干预

一、知识教育

骨质疏松患者患病后，对自身的疾病也有一些自己的认识，了解自己的疾病是很有必要的，但对自身疾病的一些错误认知可能造成对疾病预后的错误判断。当疾病的转归与自身的认知不同时，就容易发生心理

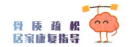

冲突，引发不良的心理状态。因此，对患者进行有关骨质疏松的知识教育是非常必要和有效的。对预后过高或过低的判断都会有不良影响，要让患者对疾病的预后有着正确的认识。首先，要让患者了解自己的病情，降低患者过高的期望值，避免在治疗过程中疗效未达到患者的预期目标而产生挫折感，影响心理健康。其次，要让患者明白积极治疗对对抗疾病是有益的，患者需要了解骨质疏松是一种慢性疾病，需要长时间的控制和一些生活习惯的改变，同时要消除患者不必要的担心，重建积极的治疗态度。

二、舒缓情绪

（一）认知行为疗法

认知行为疗法认为认知是导致情绪问题和不良行为的根源，主要目标是消除患者的不良认知。对于骨质疏松患者，同很多慢性病患者一样，其不良的认知多来源于对自己疾病预后的消极评价。特别是骨质疏松性骨折的患者，会有"我可能再也站不起来了""我对家人来说真是个麻烦"等这样的想法。要先重塑行为和认知，让患者正确认识自己的病痛，鼓励患者按计划达到积极行为的目标，如果患者出现较好的行为要给予赞扬。认知行为疗法需要在行动中识别不合理认知，替代不合理认知和改变核心信念，所以行动很重要。要在行动中修正认知，鼓励患者积极改变自己患病前不良的生活习惯，积极参与治疗，还可以让患者用记录的方法记下自己的进步和能力的改善。

（二）放松疗法

放松疗法可以使心率减慢，呼吸平和，神经肌肉放松，对身体有很多好处。该疗法在很多古老的方法中都存在，例如气功、瑜伽等。放松疗法较多，常用的有两种。①渐进性肌肉放松，是通过先让肌肉紧张再放松的一种疗法，能使患者感受到放松与紧张的差异，通过握紧拳头，然后紧张双臂、肩、胸、腹、臀和双腿，在做每一步时伴随着放松。②自然训练，在安静的环境和舒适的体位下进行，闭上眼睛，静听音乐或默诵指导语，从头到脚缓慢地体验各部位的放松感。

(三) 社会家庭支持

我们不仅要对患者进行健康教育，还应对患者家属进行健康教育，让家属理解和支持患者，给患者支持和温暖。家属的支持可以给患者极大的信心，对于帮助疾病的治疗非常有效。对于骨折住院的患者，应鼓励家属参与到患者的功能锻炼中来，患者在一个被周围人支持的环境下进行功能锻炼，能提高患者的依从性。另外还应鼓励患者与患者之间互相帮助，分享治疗的经验和想法，共同进步，并且减少患者的孤独感。

第四节 骨质疏松患者的自我疗法

一、尝试减少压力

我们每天都会感受到压力，一定程度的压力是我们生活本身重要的一部分。当我们感受到压力时，身体会分泌一种叫作皮质醇的激素，在短暂的压力中，增加的皮质醇是有益的。但是，当人体长期处于压力当中时，皮质醇就会对身体健康有不良影响。皮质醇长期增高会影响骨骼的健康，在较多导致骨质疏松的因素当中，压力相关的皮质醇的作用可能不是很大；但是，当你已经罹患骨质疏松之后，升高的皮质醇能加快骨质疏松的进程。除了骨骼健康之外，压力依然会从各个方面影响身体健康，因此为了身体健康和精神健康，应该通过各个方面来减少压力。压力本身是不能改变的，所以学习如何有效处理压力是很有必要的。每个人遇到的压力不同，因此，如何处理压力的方式也不同，可以根据自身情况选择适合自己的方式。以下这些减轻压力的方式并不一定都适合每个人，但是这些方法已经被证实是有利于减轻压力的。

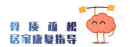

1. 给自己一些额外的时间

每天给自己差不多 15~20 分钟，做一些自己真正喜欢做的事。例如说在一个安静的房间里享受一杯茶，或者在早上观察外面嬉闹的鸟儿。一次短时间的慢跑、淋浴，做一顿饭、玩游戏或跟朋友聊天，等等。我们很容易忽略每天让自己感到开心的一些小事，如果我们花时间将这些小事重新"带入"到我们的生活当中，会发现我们能在生活当中享受到休息的快乐。如果你觉得自己太忙而没有时间，仔细想想，没有什么比自己的健康更重要了，就算是再忙的人，也会有时间进入房间，打开窗户，享受生活。

2. 将压力讲出来

当你内化压力时，压力就会放大。仅仅是简单的口头分享你正在经历的事就可以帮助你减轻负担。你可能会喜欢跟亲密的朋友或爱人一起交谈，也可能你喜欢跟你的生活非参与方交谈，例如与治疗师交谈。无论是否觉得有用，寻找一个人，然后开始说话。如果你觉得身边没有一个可以交谈的人，或者要分享的事是私密的，不愿意被人知道的，这时候你可以选择说给世界听。找到一个安静的地方，与自然界任何一物谈话，可以是空气，是阳光，各种事物。单单只是发出声音就可以让压力从身体中释放出来。

3. 将压力写下来

将压力通过日记或博客记录下来就是一种好的治疗方式，其作用相当于跟朋友倾诉和聊天；而记日记的好处是你可以随时回顾自己记录的内容，日记让你可以了解自己是如何成长的。

4. 做一些运动

运动是减轻压力很好的方式，而且负重运动对骨骼的健康还能起到积极促进作用。可以在早晨进行 15 分钟的伸展运动，然后持久的坚持下去。如果你正在对抗骨质疏松，运动是能减少不必要损伤的非常合适的方法。

第十三章　骨质疏松的心理辅导

二、冥想

冥想作为一种古老的练习方式，近年来受到越来越多的重视。西方的心理学家把冥想作为一种新的治疗方法在世界很多地方推行。冥想跟很多治疗方式一样，是有生理基础的。很多研究证实，冥想对慢性病、心理障碍等有良好的治疗作用。在冥想过程中，心率会减慢，血压会下降，大脑的脑波也会发生变化。冥想好处较多，只要想要练习，可以在办公室午休的时候，

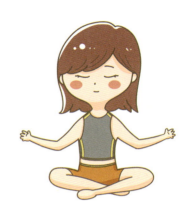

公园的草地上，舒适的椅子上练习。对于骨质疏松患者，有心理的压力、担忧，还有身体的不适，例如慢性疼痛等，练习冥想都是很有益的。冥想有很多种练习方法，可以下载一些软件帮助练习，或者买一些书籍进行学习，里面的方法都很详细，根据自身的条件，选择适合自己的方式方法进行练习。练习冥想所需要的时间也可以根据个人的习惯从几分钟到一个小时不等。

常见练习冥想的姿势有以下几种。①躺姿：自然而然地躺在舒适的地方，脖子下垫着枕头。双手自然放在身体两侧，双腿伸直。②坐姿：是最常用的练习冥想的姿势，坐在靠背椅上，上身靠着椅子，双脚自然下垂，与双肩平行；双手平放在膝盖上，掌心向下或向上；微微抬起下颌，保持呼吸顺畅。③盘腿式：双脚交叠盘坐，双手平放在膝盖上。可以在臀部下面垫一个垫子，保持脊柱直立向上。

练习冥想，学会呼吸很重要。选择合适的姿势，放松肩膀，放松腹部，闭上眼睛，专注于自己的呼吸。把双手放在肚脐上，吸气时可以感觉到横膈膜向外扩张。把手移到胸前，感受肺部的扩张。向前舒展双臂，逐渐呼气，然后深吸气，不要刻意控制空气的进出。如此自如地深吸

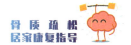

气一次,然后屏气,数4下,接着慢慢地如叹气般呼气。当你在冥想过程中无法保持专注时,也可以试一试数呼吸,可以是数数字,也可以是心里默念呼、吸。吸气心里默数1,呼气数2,直至数到10,再从1开始数。或者吸气默念"吸",呼气默念"呼",直至可以专注自己的注意力再停止数呼吸。

练习冥想最重要的就是坚持,刚开始练习冥想时会感觉要集中精力很难,但练习的次数越多,就越容易掌握。因此,每天坚持练习一小段时间,就能有很大的收获。

三、参加集体活动

与他人的互动是情感健康的必要条件。活跃的社会生活和良好的社会关系可以减轻压力。即使你不是一个喜欢集体的人,你仍然会享受一个不错的朋友的陪伴。如果你正经历一段生活艰难的时期,可以选择加入一些互助小组,在那里可以跟别人交流以及谈论遇到的困难和经历,或者加入有着相似兴趣的团体,例如体育或手工艺爱好团体,阅读小组,等等。甚至可以找一个有关你兴趣的兴趣课堂上课,这样可以有机会遇到可以交流的人,摆脱压力。

(倪国新　曾　妮)

第十四章　骨质疏松患者的居家防护

第一节　居住环境

骨质疏松患者对于居住环境是有一定要求的，最主要的就是要预防跌倒，有一半的骨质疏松患者的跌倒发生在家中。骨质疏松患者尤其是老年性骨质疏松患者，由于平衡能力及步行能力下降，视力较差以及患有一些其他疾病，家具摆放不合适、室内光线过暗、地板湿滑等各种原因可能直接导致行动不便的患者跌倒。因此，对于居住环境，也应适当进行改造或改进。美国推荐的预防跌倒策略表（表14-1）对家居环境给出了一些建议。

表14-1　美国推荐的预防跌倒策略表

灯光：房间和楼梯上提供足够光线，安装使用便利的开关，使用夜灯照亮房间通道
家居摆设：移走地面杂物和低矮平置物品，保证进出顺利
家具：通道不要放置家具，去除矮椅和没有扶手的椅子，床铺避免过高或过低
储藏室：抽屉或者茶台安放在合适高度，经常使用的物品在腕部高度
洗澡间：在淋浴器和卫生间旁边安装扶手，淋浴和澡盆旁放置一个椅子，安装防滑垫，提高马桶高度或者安置安全扶手
楼梯和大厅：楼梯两边均安装扶手，固定楼梯上活动地毯或移除活动地毯，修理松动破损的楼梯台阶，安装防滑条或者防滑台阶

根据我国的家居环境，对于老年性骨质疏松患者跌倒的预防，有以下一些建议。

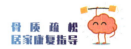

（1）老年人可以住在有电梯的小区，方便老年人出行。或者住在低楼层的小区，住在高层又没有电梯，爬较高的楼层可能会过多的消耗老年人的体力，容易发生跌倒事故。楼道的光线应该明亮，或照明设施安装到位而且方便开关。

（2）门槛不宜过高，避免造成行动不便的人绊倒。

（3）通道不要放置家具，保持通道畅通，以免影响行走。家中有小孩的，应注意小孩的玩具、书籍等不能乱扔乱放，可能会绊倒家中的老年人。

（4）定时清理家中的杂物，这样就不会造成不必要的乱堆乱放。

（5）尽量不要使用有棱角的家具，要选择边角圆滑的家具。可以用毛巾，纸张将桌子角保护起来，避免磕伤碰伤或不小心滑倒。

（6）去除家中没有扶手的板凳、椅子，尽量使用有扶手的座椅，坐下和起身的时候都可以借助扶手。座椅的椅面应选择较硬的材质，较软的椅子容易使老年人起身困难。

（7）厨房中常使用的物品，应放在手能够得到的高度；不要让老年人站在板凳上去拿东西，以免发生意外。

（8）注意检查家中地面是否平整，地板应保持干净，不能有水渍，可以在容易摔倒的地方铺地毯。

（9）卫生间的抽水马桶和浴缸旁可以安装扶手，方便老年人使用，浴缸旁边还应铺设防滑地毯。

（10）室内也要有充足的照明装置，即使是卧室也应该选择明亮的灯具，老年人视力不好，夜间起床上厕所或者喝水时，若光线不充足容易跌倒。老年人卧室灯具的开关应在手能够得到的地方。

（11）床铺的高度要适中，床的高度应使老年人膝关节成直角，坐在床沿两脚足底全部着地，一般以从床褥上面到地面50厘米左右为宜。

（12）尽量选择带厕所的卧室作为老年人的卧室，或在老年人的卧室放置便盆，减少夜间老年人起床上厕所时的行走距离。

第十四章　骨质疏松患者的居家防护

（13）家中的拖鞋也应适合老年人的穿着，避免穿较大的鞋，鞋底应粗糙，摩擦力大。

（14）如果一个人独居，应该购置移动电话并随身携带，紧急时可以呼救。

（15）学会使用一些辅助器具，例如可以使用手柄比较长的工具去捡掉在地上的东西，不要弯腰去捡东西。

（16）老年人走路不稳可以考虑使用工具帮助，例如可以配备手杖等。

第二节　生活方式

不良的生活方式能促进骨质疏松的发生发展，首先选择的预防和治疗骨质疏松的方法就是改变不良的生活习惯，如吸烟、酗酒、咖啡因依赖等。

一、保持合适的体重

应注重饮食营养平衡，体重指数不可过低，因为体重过低会导致甲状旁腺激素和骨代谢指标增高，这些指标增高会加速骨量的丢失。体重指数也不可过高，体重过高与糖尿病、心脏疾病和脑血管疾病等都有关，有些疾病会导致继发性骨质疏松，而有些疾病合并骨质疏松会导致预后较差。心脑血管疾病也可能造成行动不便，增加跌倒的风险。过重的体重还会导致骨骼承重过度，影响骨骼健康。因此，保持合适的体重很重要。体重是否处于正常范围内，常用体重指数（BMI）来进行判断，体重指数

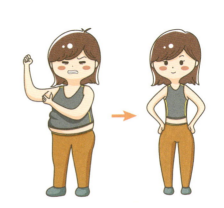

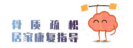

根据以下公式计算：体重指数（BMI）=体重（千克）/身高（平方米）。表 14-2 为正常的体重指数范围。

表 14-2　正常的体重指数范围

身高（厘米）	体重（千克）	
	上限	下限
150	41.6	53.8
152	42.7	55.2
154	43.9	56.7
156	45.0	58.2
158	46.2	59.7
160	47.1	61.2
162	48.6	62.7
164	49.8	64.3
166	51.0	65.9
168	52.2	67.5
170	53.5	69.1
172	54.7	70.7
174	56.0	72.4
176	57.3	74.0
178	58.6	75.7
180	59.9	77.4
182	61.3	79.2
184	62.6	80.9
186	64.0	82.7

二、戒烟、戒酒

吸烟和过量饮酒会损害骨骼健康。吸烟和过度饮酒会导致钙从骨骼中丢失，而且，可能会抵消正在服用的药物的作用，使治疗作用降低。

第十四章　骨质疏松患者的居家防护

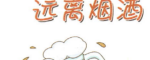

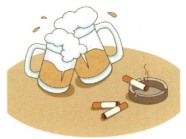

吸烟不仅影响骨骼健康，对身体的其他器官也会造成严重的伤害，例如烟草中尼古丁，对胃黏膜有刺激作用，会影响胃的正常吸收和消化功能，从而又会使钙和维生素的吸收受到影响。吸烟还与各种心脑血管疾病有关，例如吸烟会使血管内皮受到破坏，与心肌梗死的发生有关。而且，吸烟与肺癌有很大的相关性。因此，建议吸烟者戒烟。酒只在适量饮用的情况下对骨骼健康才没有太大的影响。所以，控制饮酒，能有效预防骨质疏松。

三、合理饮食

1. 营养均衡

骨骼的健康不仅需要钙的参与，还需要各种维生素、微量元素等营养物质参与，食物中获取营养物质是最常见的方法，能通过食物获得足够的量，就可以不用额外的使用钙剂、维生素等补充。因此提倡营养均衡。

2. 适量的蛋白质

每日摄取蛋白质应适量，成人每日摄取蛋白质的量大致为 1.0~1.2 克/千克体重。富含蛋白质的食物包括：牛奶、鸡蛋、豆类等。动物蛋白和植物蛋白要合理搭配。

3. 加强钙营养

骨质疏松人群，必须严格满足每天钙的摄入量。

4. 避免进食高磷、高钠食物，饮食宜清淡少盐

肾脏在排出磷、钠时会引起钙的丢失，因此骨质疏松人群饮食要清淡，少吃腌制食品。

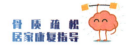

四、学会调整心态

心理因素与疾病的发生发展和预后密切相关,骨质疏松患者要学会自我调节心态,可以选择合适的方法来调整自己的心态,减少自己的压力。平时生活中应注意控制自己的情绪,避免过于激动,学会放松,多参加集体活动。

五、适当运动

运动不仅能够增强体质,还能增加骨含量,达到治疗骨质疏松的目的。有研究表明,规律的运动一年,骨量能增加1%~3%,如果没有运动,绝经后的女性每年的骨量丢失为0.3%~0.5%,而当过了50岁之后,骨量丢失为每年1%~1.5%,在绝经6~10年之后,骨量丢失达到每年2%以上。因此,骨质疏松患者可以选择适宜自己的运动来防治骨质疏松。

第三节 辅助器具

一般步行能力不受影响的骨质疏松患者不需要使用辅助器具,但年纪较大,肌力较小或者发生骨质疏松性骨折的患者恢复期可能会用到一些辅助器具。下面介绍一些辅助器具的类型、选择和使用方式。

一、拐杖

(一) 手拐

手拐的使用常见于老年人的日常行走,握力好,上肢支撑力尚可的患者可选用单足手拐。单足手拐不适用于平衡能力和协调能力差的患者。手拐还有其他几种类型,如三足手拐、四足手拐。三足手拐和四足手拐使拐杖的支撑面更大,行走更加稳定,

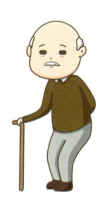

第十四章　骨质疏松患者的居家防护

适合上肢肌力较差、平衡和协调能力较弱的患者。使用方法很简单，只要手握住手拐的手柄，开始步行时先让手拐落地，然后迈对侧的脚，最后迈同侧的脚就可以了。

（二）肘拐

有些握力较差，前臂力量也很弱，使用手拐还不能满足稳定行走，又不愿使用腋拐的老年人；或是股骨骨折恢复期，下肢力量已恢复得较好但还不能完全负重行走者，可以使用肘拐。肘拐长度只到前臂，不会压迫腋下神经。市面上的肘拐长度大多是可调节的，使用时将前臂穿过拐杖上端的伞状手柄，手握住下方的手柄，将身体重量少量放在双腿，大量放在前臂的手杖上，就可以行走了。

（三）腋拐

1. 腋拐长度测量方法

（1）仰卧，自腋窝前皮肤褶皱处量到脚跟，再加5厘米。

（2）站立，自腋窝前皮肤褶皱处5厘米量到足底外缘，再加15厘米。

（3）患者的身高减去41厘米。

2. 行走准备

准备行走时，应做好起始位置的准备，正确的起始位置是拐杖的底部对准踇趾，然后向前移动15厘米左右。手肘弯曲25°~30°，腋横把不应靠在腋窝，应离腋窝两横指的距离，以免压迫腋神经，身体重量放于手掌上，即可开始行走。当从双拐过渡到单拐时，拐杖应在健侧腿的一侧。

3. 双拐（腋拐、肘拐）的使用方法

（1）摆至步：①双拐同时迈出；②躯干前倾，双拐支撑体重；③用力将双足摆至双拐落地点。

（2）摆过步：第1、2步与摆至步相同，最后一步双腿摆至双拐落拐点前方。

（3）四点步：①迈一侧拐与对侧下肢；②稳定后，向前移动重心，

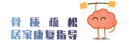

将体重支撑于向前移动的拐和下肢上；③迈出另一侧拐和下肢。

（4）两点步：当四点步掌握后，可以省掉移动重心的第二步，直接迈另一侧拐和下肢。

（5）三点步：①迈患腿和两侧拐杖；②迈健侧腿。

4. 单拐的使用方法

①单拐与患侧下肢同时迈出；②身体重心移动至单拐和患侧下肢；③迈健侧腿。上下楼梯腋拐的使用方法：健侧腿先上，然后双拐和患侧腿再上；患侧腿和双拐先下，健侧腿再下。

二、助行架

助行架也有好多种类，常见的有普通助行架和轮式助行架。助行架可用于下肢手术恢复期，患者能以手臂力量部分或完全负荷体重时，助行架只可用于平地。上下楼梯时并不适用。使用助行架时，应先稳定助行架，手肘弯曲呈30°，先移动助行架，再向前迈患侧肢，然后迈健侧肢。

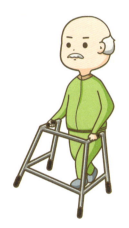

三、轮椅

轮椅也是骨折患者早期常用的辅助步行工具。患者应根据自身的情况选择轮椅。以下是选择轮椅时的注意事项。

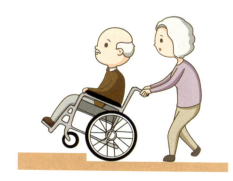

第十四章　骨质疏松患者的居家防护

1. 轮椅座位的宽度

座位与臀部左右各留 2 厘米空隙，一般坐宽在 40~46 厘米。

2. 轮椅的外廓宽度

要尽量让轮椅能够通过家中的门以及室外的通道。一般在 75 厘米以内。

3. 轮椅座位的深度

保证膝部后方与座位边留有适当间距约 5 厘米，一般座位的深度为 38~42 厘米。

4. 轮椅靠背的高度

靠背有高矮及可倾斜和不可倾斜之分，骨折患者如果使用轮椅一般使用低靠背即可。大致为腋下 5~10 厘米。

5. 扶手的高度及种类

选择一般成人轮椅扶手即可，扶手比肘关节弯曲 90° 时高 2.5 厘米最合适。

6. 轮椅座位及脚踏板的高度

要求使用者的双膝及踝关节在坐下后呈 90°，轮椅脚踏板与地面距离 5 厘米。

7. 坐垫的选择

骨折患者在骨折愈合后会逐渐过渡到使用拐杖行走，直至完全独立行走，不像截瘫患者会长期使用轮椅。因此，轮椅坐垫选择普通的即可，注意要让患者学会轮椅减压，以免长时间臀部受到压迫，发生压疮。

（倪国新　曾　妮）

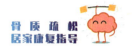

第十五章　骨质疏松患者的居家运动

缺乏负重运动是患骨质疏松的危险因素之一。研究表明，如果由于手术或者疾病长期卧床休息，或经常躺在床上不运动，骨量会减少得非常快，可能会达到1周下降1%。尽管骨骼的长度在15~19岁就已基本定型，但却一直保持增加骨骼宽度的能力。所以运动刺激骨骼宽度的增加能抵消年龄增长造成的骨量丢失。尽管年龄较大的人群对于运动对骨量增加的反应比年轻人群要差，但运动对于老年人群和绝经后女性骨量的增长还是很可观的。运动疗法对于防治骨质疏松可以起到药物不能代替的作用。对于骨质疏松患者，不仅要进行适量的运动，还要避免在运动过程中受伤，造成骨折。首先要确定自己是否有骨折的风险，骨折的风险有多大，并到医院去与医生沟通，制订运动方案。骨质疏松患者的运动方式、运动时间都与一般人群是有区别的。

第一节　户外运动

户外运动不仅能达到运动的效果，而且在舒适的地方进行锻炼，可以呼吸新鲜空气，使心情愉悦，对身体健康十分有益。一些运动可以在户外也可以在室内进行，例如球类运动、体操类运动等，可根据自身情况和天气情况自己选择运动场地。骨质疏松患者可以进行有氧运动以及适当的力量训练，可以选择跑步、散步、打羽毛球、打太极拳、打门球等，也可以根据自己的爱好，选择舞蹈、气功、广播体操等。有氧运动可以减少体内的脂肪含量，达到减轻体重的效果，而减轻体重又可以减轻身体对骨骼的负荷，起到保护关节功能，使骨骼不容易变形的作用。有氧

第十五章 骨质疏松患者的居家运动

运动能使骨骼更强韧,能改善心肺功能,能提高血氧含量。有氧运动还能增强胃肠道功能,使营养物质的吸收更好,可以使骨量升高,骨骼更强健。力量训练使肌肉对骨骼有应力的刺激,可促进成骨细胞的代谢,使骨量和骨密度增加。

一、有氧运动方式

(一)步行

步行对环境的要求很简单,也是最容易进行的运动,可以每天抽出一点时间进行步行运动。可以是上下班路上将乘车换成步行,退休的老年人可以在早上起床后去公园等地方步行,或者晚饭后完成 30 分钟左右的步行(表 15–1)。

表 15–1 步行的运动处方

运动方式	运动频率	运动时间	运动强度
步行	每周 3~5 天	每次 20~30 分钟	达到最大心率的 40%~70%

运动的频率是指在一个时间段内锻炼的次数,一般是指 1 周锻炼几次。运动时间指每次锻炼的时间。运动强度是指锻炼过程中付出的努力程度,一般用心率来衡量。

最大心率 =220– 年龄

(二)打太极拳

太极拳是国家级的非物质文化遗产,结合了哲学、易学等理论,讲究"天人合一"。打太极拳的人,不仅身体能得到锻炼,心理也能得到调节。打太极拳可以使人放松,起到调节情绪的作用。而且由于太极拳柔缓、用意不用力的运动特点,既可消除练习者肌肉、关节的僵硬,又可避免肌肉、关节、韧

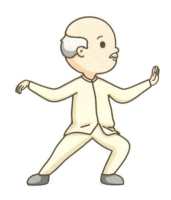

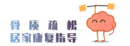

带等结构的损伤,尤其适合骨质疏松患者练习(表15-2)。

表15-2 打太极拳的运动处方

运动方式	运动频率	运动时间	运动强度
打太极拳	每天1次或数次,每周至少3次	每次15~60分钟,但每天运动时间不可超过2小时	心率不超过170-年龄

(三)登山

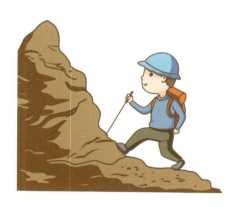

登山可以呼吸户外新鲜空气,而且登山路上有很多风景,跟大自然亲密接触可以使心情愉悦,对健康有益。登山是耐力运动,对心肺功能能起到锻炼作用。但是进行登山运动不要过量,由于下山过程中膝盖所承受的压力较大,过量的登山运动可能对膝盖造成损伤。骨质疏松患者可进行适当的登山运动,每次运动的时间不可过长,下山时要小心,可以使用一些运动装备,例如护膝、登山杖等辅助,避免不必要的损伤(表15-3)。

表15-3 登山的运动处方

运动方式	运动频率	运动时间	运动强度
登山	每周2~3次	30~40分钟	在锻炼初期心率不超过140次/分

(四)骑自行车

如果你对骑自行车比较有兴趣,也可以把骑自行车作为你的运动方式。每天在下班、买菜的路上骑自行车,或者特意去进行骑自行车运动。骑自行车可以增长腿部的力量,锻炼人的平衡能力(表15-4)。

第十五章 骨质疏松患者的居家运动

表 15-4 骑自行车的运动处方

运动方式	运动频率	运动时间	运动强度
骑自行车	每周 3~5 次	30 分钟左右	心率控制在 170- 年龄

二、力量训练运动方式

（一）健身操

健身操作为一种流行的健身方式，不仅可以增强肌肉力量，女性经常练习还可塑造体形，增加身体的协调性和平衡性。健身操可以自己在家训练，也可以团体在广场上进行运动，可以根据网络上的教学视频进行学习，或加入一些教学组织学习（表 15-5）。

表 15-5 健身操的运动处方

运动方式	运动频率	运动时间	运动强度
健身操	每周 3 次或隔天 1 次	每天 20~40 分钟	锻炼时用力级别为最大力量的 60%~70%

（二）球类运动

球类运动趣味性较强，有团体参与，可以提高力量，但又不会使人过度疲劳。骨质疏松患者应选择运动强度中等，也不会有过多身体冲撞的球类运动，如羽毛球、网球等（表 15-6）。

表 15-6 羽毛球的运动处方

运动方式	运动频率	运动时间	运动强度
羽毛球	每周 3~4 次	每次 40 分钟最为合适	心率 110~150 次/分

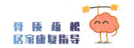

第二节 室内运动

户外运动虽好,但受天气原因的影响,进行户外运动的时间、条件可能不固定,例如雨雪天,路况不好、场地不足等。还有些患者需要在家中做家务、照顾小孩,时间比较零散,有些户外活动需要准备的时间较长。因此一些室内活动也是可以在日常生活中进行选择的。同样,室内运动也要进行有氧运动和力量训练。

一、有氧运动方式

(一)瑜伽

瑜伽与太极拳都是古老的一项运动,也是一种修养身心的方法。练习瑜伽能使练习者的身体更加柔软,能增强躯干、上肢、下肢的肌力;瑜伽能提高免疫力,降低血压,等等。因此,选择练习瑜伽作为长期锻炼的方式是一种不错的选择(表15-8)。

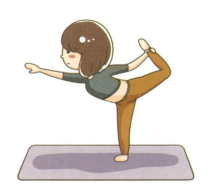

表15-7 瑜伽的运动处方

运动方式	运动频率	运动时间	运动强度
瑜伽	每周3~4次	每次30~60分钟	最大心率的50%~70%

(二)伸展操

伸展操可以拉伸肌肉和韧带,增加肌肉的力量,使肌肉对骨骼的压力更大,增加骨骼的强韧度。伸展操运动量不会太大,适合老年人在家进行锻炼(表15-8)。

第十五章 骨质疏松患者的居家运动

表 15-8 伸展操的运动处方

运动方式	运动频率	运动时间	运动强度
伸展操	每 2 天 1 次	10~30 秒 / 次，反复 3~5 次 / 动作	伸展至肌肉明显而合理的紧绷

（三）跑步机

跑步机既可以调节速度，还可以调节坡度，相对于在户外跑步，也不受天气和路况的影响，还能匀速进行锻炼，是在室内进行锻炼的最佳选择。适当的跑步对于骨骼有着很好的刺激作用。可购置跑步机在家中进行锻炼，也可以到健身房进行跑步运动（表 15-9）。

表 15-9 跑步机的运动处方

运动方式	运动频率	运动时间	运动强度
跑步	每周 3~4 次	15~40 分钟	最大心率的 60%~70%

（四）游泳

游泳作为广为推崇的有氧训练，可以快速地消耗脂肪，达到减重的效果。而水的浮力又可以减轻骨骼和关节的重力，避免骨骼和关节的过度劳损，因此游泳是对骨骼最安全的运动方式。水的浮力还对肺和心脏有一定的压迫作用，能锻炼心肺功能。在水中还能放松身心，调节神经系统的功能。所以有条件的患者可以选用游泳作为自己的锻炼方式（表 15-10）。

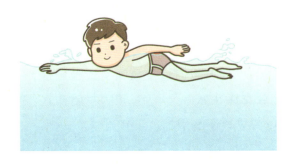

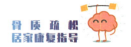

表 15-10　游泳的运动处方

运动方式	运动频率	运动时间	运动强度
游泳	每周1~2次	15分钟左右	自觉用力程度：稍费力

二、力量训练运动方式

器械练习是最有效的力量训练，器械可以是家中一些小型杠铃，也可以是健身房里专业的健身器械。使用器械练习能充分使骨骼负重，达到促进骨量增长的目的，在适量运动的和做好保护措施以及在自己力所能及范围内进行锻炼的情况下，对骨骼是十分有益的。可以借助器械对全身进行练习，包括腿部、手部、后背、腰部等（表15-11）。

表 15-11　器械运动的运动处方

运动方式	运动频率	运动时间	运动强度
器械训练	每周2~3次	40~60分钟，15~20次/组，4组一个动作	心率115~140次/分

第三节　家庭康复训练

一、增强肌力的康复训练动作

（一）四肢等张抗阻练习法

四肢等张抗阻练习法与器械练习相似，也是借助一些工具，例如绳索、哑铃等。上肢的锻炼可以通过牵拉弹簧或橡皮筋，下肢的锻炼可以双手握弹力绳，一只脚踩在弹力绳中间，用力将腿伸直，两只脚交替进行。以上训练所加的负荷应该逐渐增加，不宜过快。

第十五章　骨质疏松患者的居家运动

（二）四肢等长收缩练习法

肌肉在收缩过程中并不引起关节活动，仅有肌张力的升高。例如，将手放在大腿前面，用力收缩股四头肌，不引起关节活动，手感受肌肉的紧绷。等长收缩练习应遵循Tens规律：每次收缩10秒，休息10秒，重复10次为1组，每天重复10组。可以逐一练习全身的大肌群。等张训练也可以遵循Tens原则进行训练。

二、减轻背痛的康复训练动作

（一）桥式运动

动作要领：仰卧于床上，屈膝，双脚踩在床上，将背部抬起，头部贴在床上，尽量抬高到膝盖、腹部、头部呈一条直线，像一座桥一样，顾名"桥式运动"。桥式运动可以很好地训练腰背肌，有减轻下背痛的作用。

（二）小燕飞动作

要领：俯卧于床上，先慢慢抬起双手和头部，再缓慢抬起双脚，最后只有腹部贴在床上。该动作也对下背痛有一定缓解。

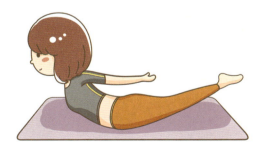

（三）抱膝运动

1. 单侧抱膝运动

动作要领：仰卧于床上，双手抱住一侧膝关节，夹紧臀部，收缩腹部，胸部慢慢靠近膝盖，然后复原，再抱另一侧膝关节。动作相同，重复5次。

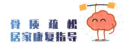

2. 双侧抱膝运动

动作要领：仰卧于床上，双手抱住双膝，慢慢抱紧，感觉到腰背部的牵拉，然后复原。重复动作5次。

（四）先坐后仰运动

动作要领：先坐在床上，屈曲膝盖，双手举起向前，然后身体慢慢向下，直到上半身完全躺在床上，然后复原。重复动作5次。

（五）坐位前屈运动

动作要领：双膝伸直坐于床上，夹紧臀部，收缩腹部，然后伸直双手，胸腹部尽可能地靠近双腿。重复动作5次。

三、分别锻炼某些肌群的简单动作

（一）整个上肢肌肉

俯卧撑：双手伸直，双腿伸直，脚尖回勾踩在地上，然后缓慢屈曲肘关节，使身体向下。该动作对一些患者比较困难，可考虑将手支撑的地方适当增高，然后屈曲双腿，再缓慢屈曲肘关节，使身体向下，该动作要注意保持臀部向下，不能高高往上，不然达不到训练效果。

（二）腹部肌肉

平板支撑：肘关节屈曲，前臂作为支撑贴在床面上，双脚伸直，脚尖回勾作为第二个支撑点。臀部夹紧，整个身体呈一条直线。该动作对于腹部肌肉的锻炼很有效。

（三）臀部、大腿肌肉

1. 卧位

（1）大腿向下用力压床：仰卧于床上，双大腿肌肉收缩，用力向下压床，感受到床面的反作用力。

（2）俯卧伸髋：该动作跟小燕飞动作相似，只是不抬起上肢和头部。即俯卧于床上，膝关节伸直，抬离床面。尽可能地抬高。

（3）侧卧位直腿抬高：身体转为侧卧，膝关节伸直，用力向上抬。

重复 5 次，然后转到另一边，抬另外一条腿。

2. 站立位

（1）髋部外展：借助一把椅子，双手扶椅背，伸直膝盖，侧面抬高腿，然后复原，换另一条腿。

（2）双膝下蹲：站在椅后，双手扶住椅背，然后夹紧双臀，收紧腹部，慢慢下蹲，再慢慢站起，然后重复以上动作。

四、预防跌倒的康复训练动作

（一）姿势训练

姿势训练可以改善身体姿势，降低骨折风险，特别是降低椎骨骨折风险。

1. 拉伸上斜方肌

动作要领：将右手坐于臀部下面，左手搭在右耳上，将头部拉向左侧，同时将右肩下沉，拉伸的感觉会更明显。保持 30~60 秒，然后换另一侧。

2. 拉伸胸大肌

动作要领：屈曲一只肘关节，前臂靠墙，例如左手靠墙，然后身体向右转。保持 30~60 秒，然后换成右手靠墙，身体向左转。

3. 扩胸运动

动作要领：屈曲肘关节，肩关节外展，然后再伸直肘关节，重复多次。

4. 靠墙屈膝

动作要领：先找一面墙，整个身体完全靠在墙上，然后缓慢屈曲髋关节，使后背沿着墙面缓慢下降，然后屈曲一侧膝关节，再换另一侧膝关节。重复多次。

（二）平衡训练

平衡训练可以增强下肢肌力，改善平衡，降低跌倒机会。

1. 金鸡独立

金鸡独立可以增强下肢肌力和股骨头的稳定。动作要领：站立于地

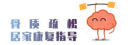

面，然后缓慢抬起一只脚，屈膝，保持几秒，然后换另外一只脚。重复多次。

2. 提踵训练

动作要领：借助一把椅子进行。站立于地面，双手抓住椅背，然后将双足足跟抬起，足趾支撑地面，保持几秒，然后将足跟放下，重复动作。慢慢稳定之后，可尝试减少双手对椅背的依赖。从双手抓握变为单手抓握，到最后只用手指轻碰椅背，或完全不用支撑。

（三）下肢肌力增强训练

参考"分别锻炼某些肌群的简单动作"中的"臀部、大腿肌肉"。

由于骨质疏松患者的骨量较低，骨骼承受能力较差，所以容易发生骨折。因此在运动过程中要注意保护好自己，既要通过锻炼提高骨骼健康，又要避免不必要的损伤。骨质疏松患者在运动过程中应注意避免高冲击运动、举重过头、身体快速扭转等动作以免对身体造成损伤。运动前后要放松，避免肌肉紧张，动作应柔和缓慢。运动疗法虽然在骨质疏松的防治中占很重要的位置，但短时间的运动锻炼对骨骼健康的影响很小，规律的运动才能起到有益的作用。因此要想从运动疗法中获益，必须持之以恒的进行运动锻炼。

（倪国新　曾　妮）

第十六章　骨质疏松的家族预防

第一节　骨质疏松的家族聚集性

一、骨量的遗传

一些研究跟踪了一定数量的双胞胎30年,发现基因对于骨量的影响作用非常大。另一项关于家庭的调查研究发现,选取了三种组合:健康的父母和子女,健康的姐妹,以及患有骨质疏松的父母和子女,结果同样表明基因对骨量的影响起到决定性的作用。对于遗传因素影响骨量,在儿童时期就能有察觉,尽管在成年后骨骼的大小和骨量都发生了变化。男性和女性不同的研究发现,遗传对骨量的影响是有性别差异的。

二、骨骼大小和结构的遗传

身高与骨骼的大小和结构有关,身高与遗传密切相关。骨量与遗传有关,而骨量的遗传被证明会影响一些骨的大小和结构,例如指骨、桡骨,还可以影响脊髓的宽度。骨骼的结构对于保持骨骼的强度很重要,与骨质疏松性骨折常发生的部位的骨质有关。因此,骨质疏松性骨折的发生也明显受遗传因素的影响。

三、骨代谢的遗传

骨吸收和骨形成可以在血液和尿液中通过一些标志物进行检测。这些骨吸收和骨代谢的标志物与受试人群的年龄、种族、疾病和一些药物有关。这些标记物不决定骨量和骨骼的结构，而是代表了骨的形成和骨量的丢失，有一些骨转换标记物是受遗传因素影响的。

四、骨质疏松性骨折与遗传因素

在一项大型的前瞻性研究中，研究对象为65岁以上的美国女性，其母亲的髋部骨折史使她们骨折的风险增加了两倍。即使是在改变了骨密度之后，这种增加的风险仍然存在，表明了直系亲属的骨质疏松骨折史对下一代骨折风险的影响比本身骨密度减低造成的骨折风险的增加还要大，而且对于跌倒风险的增加也是受遗传因素影响的。

五、跌倒风险与遗传因素

创伤是造成骨折最主要的原因，而造成老年人群创伤最重要的因素就是跌倒。很多年龄相关的骨质疏松性骨折，尤其是髋部骨折，都是站立时跌倒造成的。跌倒风险随着年龄的增加而增加，而且女性高于男性。跌倒与骨密度的减低、骨折史等有关，跌倒与复杂的环境因素相关，但同时遗传因素也会增加跌倒的风险。

之前我们提到，如果父母和兄弟姐妹罹患骨质疏松，尤其有严重骨质疏松并发症，如髋部骨折，那么其家庭成员患骨质疏松的可能性大大增加。综上所述，对于遗传因素不仅影响骨量，还影响骨骼的结构、代谢等。存在有骨质疏松易感的家族，若你的父母或兄弟姐妹罹患骨质疏松，那么相对于普通人群，你患骨质疏松的概率就大大增加。因此，应该更加重视骨质疏松的预防，在青少年时期就应注重营养的补充，女性到了绝经年龄更应该注意营养均衡，老年人骨量丢失快，通过食物中摄取钙质也是必不可少，再配合一些运动，做到防患于未然。

第十六章　骨质疏松的家族预防

第二节　营养要素的补充及饮食预防

预防和治疗骨质疏松最先开始的方法应该是改变饮食。当你决定去医院进行诊断和治疗时，你可能会决定开始药物治疗，当然，有时候药物治疗是必要的，特别是对于进展快、较严重的患者。但同时注重能促进骨骼健康的饮食会使药物治疗的效果更好。如果骨质疏松的程度并不严重，或者你还没有罹患骨质疏松，只是开始考虑保持骨骼健康来预防其发生，那么更自然的饮食疗法可以是防治骨质疏松的第一道防线。从饮食来构建健康的骨骼并不是很难。我们的焦点是如何在你的日常食谱中添加天然的食物来强健骨骼，同时要避免一些对身体有害的加工食品。钙是饮食疗法最核心的组成部分，对骨形成有很大的作用。除了钙之外，我们还需要维生素D、蛋白质、维生素K、维生素C、维生素B及其他一些微量元素，例如镁等。我们将讨论如何在日常饮食当中获得这些能促进骨骼健康的食物。

一、钙

毫无疑问，获得钙最好的方法是通过食物（表16-1）摄取，也可以进行补充钙剂摄取。碳酸钙是常见的钙补充剂，碳酸钙中含钙量约为40%。柠檬酸钙容易被身体吸收利用，但缺点是价格比较昂贵。磷酸钙易吸收，但可能会导致胃部不适。进行钙剂选择时，应咨询医生进行选择，不要盲目地选择。要仔细阅读说明书，明确用法用量。

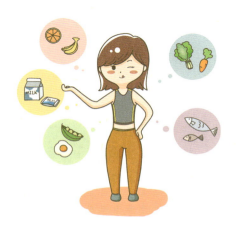

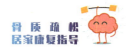

表 16-1 常见富含钙的食物（每 100 克食物）

食　物	钙含量（毫克）
牛乳	251
奶酪（干）	799
牛乳粉	251
酸奶	118
奶片	269
扁豆	137
黑豆	224
黄豆	191
青豆	200
芸豆	349
豆腐	164
豆腐干	308
油菜	150
白菜	69
木耳	247
紫菜	264
菠菜	66
鸡	139
大肠	445
海参	285
海蜇皮	150
螺蛳	165
虾	251

我国居民膳食中钙的摄入普遍不足，主要是由于奶制品摄入不足。中国营养学会的膳食指南推荐，要吃各种各样的奶制品，相当于液态奶 300 克的量。由于各种食物的含钙量不同，人体对钙的吸收率也不同，最容易吸收的是奶制品，然后是大豆等豆制品，最后是蔬菜等，有些蔬

菜的膳食纤维可能会影响钙的吸收。

二、维生素D

骨质疏松防治的第二重要营养素是维生素D，维生素D能促进钙的吸收，因此在补钙的同时也需要补充一定量的维生素D。我们可以通过阳光照射自己产生维生素D，也可以从一些强化维生素D的食物中获得，例如牛奶和早餐麦片等。由于很多人由于缺乏光照，所以，我们还需要从食物中及维生素D制剂中来被充维持骨骼健康所需的维生素D（表16-2）。

表16-2 每日所需的维生素D的量

人　群	国际单位/天
婴儿	至少300
青少年	至少400
成年男性	至少400
成年女性	至少400
妊娠哺乳	至少500

每天最好摄入维生素D 800~4000国际单位。维生素D过量会引起维生素D中毒，因此，也不能盲目的补充维生素D。如果服用补充维生素D的制剂，要定期监测血钙浓度，避免出现高血钙等反应。

三、蛋白质

蛋白质对骨骼健康的影响有两面性，蛋白质缺乏会导致胰岛素样生长因子不足，对骨骼健康造成不良影响，而蛋白质摄入量过高又容易引起钙丢失。因此，要摄入适量的蛋白质，才能拥有健康的骨骼。了解自己的体重，按照每天每千克体重需要1克蛋白质来计算你每天所需的蛋白质量。下面推荐一些富含蛋白质的食物（表16-3）。

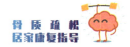

表 16-3　常见富含蛋白质的食物（每 100 克食物）

食　物	蛋白质含量（毫克）
扁豆	25.3
黑豆	36.1
腐竹	44.6
核桃	29.9
杏仁	24.7
花生	25.4
培根	22.3
牛肉干	40.0
羊肉	20.9
猪肝	19.3
鸡	19.3
奶酪	25.7
全脂奶粉	20.1
丁香鱼（干）	37.5
鲈鱼	18.6
青鱼	20.1
小黄鱼	17.9

四、维生素 K

在钙和骨骼的代谢过程中，维生素 K 是必需的。维生素 K 参与组成促进骨形成的蛋白质。研究发现，维生素 K 摄入较高的人群，其髋部骨折的发生率低于维生素 K 摄入量较低的人群。一项追踪研究显示，维生素 K 的低摄入量是髋部骨折发生率升高的独立危险因素。一般每天在食物中获得的维生素 K 量已经足够机体的生理需要，咨询医生后如果需要补充额外的维生素 K 制剂，可以每天服用 100 微克的维生素 K_2 进行补充。

蔬菜中维生素 K 的含量较高（表 16-4），而奶制品、肉类、蛋类、水果等食物中维生素 K 含量较少。

表 16-4　常见食物的维生素 K 含量

食　物	维生素 K 含量（微克）
菠菜	380
干扁豆	22
生菜	315
动物肝脏	5
圆白菜	145
蛋	2
芦笋	60
豆角	33
豌豆	24
黄瓜	20
豆油	193
西兰花	20
全脂奶粉	60
胡萝卜	10
橄榄油	55
西红柿	6
玉米油	3
植物黄油	42
干黄豆	47
奶油	7

五、维生素 C

维生素 C 可以促进磷酸酶的活性，这种酶是成骨细胞形成的标志。维生素 C 还有利于成纤维细胞等细胞的形成。研究表明，补充维生素 C 也减少了患者髋部和其他部位骨折的发生率。

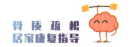

维生素C在水果、蔬菜中的含量比较高，日常生活中多食用水果、蔬菜，可以满足人体对维生素C的需求（表16-5）。我国专家推荐每日维生素C最理想的摄入量是200毫克。

表16-5 富含维生素C的食物（每100克食物）

食　物	维生素C含量（毫克）
木瓜	43
金橘	35
荔枝	41
芒果	23
柠檬	22
葡萄	25
柿	30
枣	243
草莓	47
橙	33
番石榴	68
柑	33
豆角	18
毛豆	27
胡萝卜	13
白菜	47

六、维生素B

有研究表明，髋部骨折患者存在维生素B_6不足，以及叶酸的摄入量低与桡骨骨量的丢失有关。补充维生素B_6、维生素B_{12}能改善女性骨质疏松的症状，因此要在食物中获得充足的维生素B或者可以使用维生素复合制剂来补充维生素。维生素B族主要存在于豆类、牛奶、家禽中（表16-6）。

第十六章　骨质疏松的家族预防

表 16-7　每日所需的维生素 B 族的量

维生素 B 族	人体每日需要量
B_1	2 毫克
B_2	2~4 毫克
B_3	13~19 毫克
B_5	10 毫克
B_6	1.5~2 毫克
B_7	25~300 微克
B_9	180~200 微克
B_{12}	12 微克

七、镁

很多其他营养素在日常生活中都能够获得并摄入足够的量，但研究表明，有大部分人群的食谱中是缺乏镁的，镁是构成人体骨骼的重要成分，可以影响钙的代谢，对维持骨细胞的结构等有重要作用。镁除了影响骨骼代谢之外，镁还有很多作用，例如，镁能调节心脏的活动，维持神经肌肉的兴奋性，改善消化不良，抗抑郁，等等。因此我们需要重视镁的作用，从食物中摄入适当的镁。紫菜含镁量最高，每克紫菜含镁 46 毫克，蔬菜如蘑菇、冬菜，水果如香蕉、柠檬，豆类如黑豆、豌豆、蚕豆等中含镁量都较高。一些生活的应激事件可能会加速镁的排泄，还有高负荷的脑力劳动使镁的需求量增加，这时候则更需要摄入适当的镁。每日摄入镁的推荐量为成年男性 350 毫克，成年女性 300 毫克。

（倪国新　曾　妮）

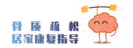

第十七章 能量与蛋白质对骨质疏松的影响

第一节 能 量

　　人体在一切生命活动过程中都需要能量，如物质代谢的合成反应、肌肉收缩、腺体分泌，等等。中国营养学会 2000 年提出中国居民膳食能量参考摄入量指出，成年男性轻、中体力劳动者每日需要能量为 2400~2700 千卡；女性轻、中体力劳动者每日需要能量为 2100~2300 千卡。能量摄入过剩会在人体内以脂肪的形式储存起来，体内异常堆积的脂肪则会导致肥胖和机体不必要的负担，并可成为心血管疾病、某些癌症、糖尿病等常见疾病的危险因素，而能量摄入不足时，机体会运用自身储备的能量甚至消耗自身的组织以满足生命活动的能量需要，短时间内机体会出现基础代谢降低、体力活动减少和体重下降等变化，其中骨营养素合成及转运减少、骨代谢减慢等一系列改变可导致骨质疏松的发生。能量摄入应与本人年龄、性别、生理需求、生活劳动情况相适应，保持适宜体重，既要防止能量长期入超，导致肥胖，又要避免盲目节食、减肥，导致营养不良性骨质疏松。

第二节 蛋白质

一、蛋白质的性质和作用

　　蛋白质是机体的物质基础，是生命活动的主要承担者。机体中的

第十七章　能量与蛋白质对骨质疏松的影响

每一个细胞和所有重要组成部分都有蛋白质参与。蛋白质占人体重量的 16%~20%，即一个 60 千克的成年人其体内约有蛋白质 9.6~12 千克。蛋白质的种类成千上万，不同的蛋白质各有其不同性质和功能，人体内的蛋白质以氨基酸为基本组成单位，主要由 20 余种氨基酸按不同的顺序和排列方式组合而成，发挥其不同作用，并且不断地进行新陈代谢以维持人体各项生命活动。

蛋白质的主要作用包括构成机体细胞组织的主要成分，提供氮源，构成酶、激素、运输蛋白、肌动蛋白、免疫球蛋白、胶原蛋白等人体内重要物质的活性成分，适当提供能量等。当膳食中蛋白质供给不足、机体对蛋白质消化吸收不良、体内蛋白质合成障碍或损失过多、分解过甚时，可造成人体蛋白质缺乏，从而出现腹泻、肝脏脂肪变性、水肿、多种酶活性丧失、肌肉萎缩、免疫力下降或死亡等。由此可见，蛋白质是人体内最重要最关键的营养成分，一旦出现蛋白质代谢异常，人的生命活动将不能正常维持。

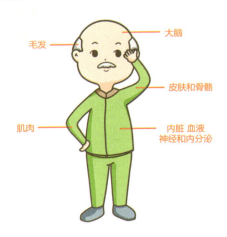

二、蛋白质与骨质疏松

蛋白质不足时可从几个方面影响骨质：蛋白质缺乏使软骨细胞和成骨细胞合成有机基质的能力减退；人体肠道蛋白合成减弱及吸收功能减

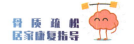

退会影响骨骼的营养；蛋白质缺乏会导致一些由蛋白质组成的激素发生缺乏，如生长激素和胰岛素等，无论对于成年人或是处于生长发育时期的儿童，这些激素都不可被替代；当为蛋白质缺乏的人适量补充蛋白质时，可有效增加该机体的骨矿量，提高骨密度，从而有效防治骨质疏松。蛋白质不足时骨基质形成不良，直接影响皮质的厚度，导致骨质疏松。蛋白质的摄入增加可减少骨量的继续丢失，可能通过影响血清类胰岛素生长因子和血浆骨钙素浓度来发挥作用。老年人营养不良易出现髋骨骨折，补充足量的蛋白质可防止骨量进一步丢失，有效降低髋骨及其他部位骨折风险。然而，蛋白质的摄入也不是越多越好，蛋白质吸收后释放的酸性氨基酸，如半胱氨酸和蛋氨酸，能刺激破骨细胞骨吸收，从而减少骨密度。高蛋白饮食使体内含硫氨基酸增多，从而引起高的酸负荷，此时机体从骨骼中提取钙以平衡体内的 pH，使肾小球滤过率增加、肾小管对钙的重吸收率降低，造成尿钙丢失增多，同时降低了肠道对钙的吸收，从而影响骨小梁相对面积和骨小梁数量，使骨密度下降，长此以往导致机体骨质疏松的发生。因此我们知道，蛋白质摄入量对骨密度的影响具有双重性，适量的蛋白质有利于钙的吸收，摄入蛋白质量过多或过少均对骨健康不利。

三、补充蛋白质对骨质疏松的作用

蛋白质膳食摄入量宜适中，一般成年人每日每千克体重摄入 1 克蛋白质较为适宜。处于生理特殊时期如生长期、妊娠期、哺乳期则应酌量增加。动物蛋白和植物蛋白合理搭配，其中动物蛋白的作用强于植物蛋白，因为动物蛋白中含有较多人体更为需要的含硫氨基酸（蛋氨酸、胱氨酸和半胱氨酸等），同时建议优质蛋白质占 1/3~1/2。可适当增加奶类、大豆等高蛋白食物的摄取，大豆中还含有异黄酮，有助于保持骨骼质量，减少骨质疏松发生的风险。

（陆　琳　向　云）

第十八章　矿物质对骨质疏松的影响

人体骨骼包含有机物和无机物两大基本成分，有机物主要包括骨胶原纤维束和黏多糖，其大约占骨总重量的1/3，这些有机物使骨具有韧性和弹性；无机物则是以钙、磷为主的无机盐类，其占骨总重量的2/3，无机物可增加骨的硬度。骨的有机物和无机物成分比例直接决定了骨的物理性质。随着人们经历婴幼儿期及儿童期、青少年期、成年期、老年期等不同年龄阶段的变化，骨内有机物和无机物的含量亦发生改变，从而表现出不同时期人体骨骼的不同物理性质。如婴幼儿期及儿童期骨的有机物含量较高，韧性大，硬度低，易变形；青少年期是决定个人骨峰值的关键阶段；成年期骨的两种物质比例适当，因而既坚硬又富于弹性和韧性；老年期骨的无机物比例增加，骨质脆，易折碎。当骨的有机物和无机物均丢失时，骨量减少，骨密度降低，骨质疏松随之产生。

第一节　钙

一、钙的性质和作用

钙是生命体不可缺少的重要元素。人体肌肉、神经、体液和骨骼中，都有以钙离子结合的蛋白质。钙是人体中含量最多的无机盐组成元素，占体重的1.5%~2.0%。其中99%的钙以晶体形式存在于骨骼和牙齿中，其余分布在血液、细胞间液及软组织里。钙不仅是人类骨骼和牙齿的主要无机成分，也是神经传递、肌肉收缩、血液凝结、激素释放和乳汁分泌等所必需的元素。人体摄入钙后，其多以磷酸钙等无机盐的形式沉积在骨组织中,因此骨有"钙库"之称。同时血液中存在少量蛋白结合钙和具有生物活性的离子钙,其中离子钙可以维持神经-肌肉的兴奋性和保持细胞膜的完整性,并发挥多种生物学作用,是人体内至关重要的物质。因此,维持一定浓度的血钙是人体进行正常新陈代谢的前提和基础。

二、钙平衡与骨质疏松

虽然骨组织中的钙含量相对稳定,但骨的新陈代谢作用使血钙不断地沉积在骨组织,同时骨钙也源源不断地释出,一方面保持正常的血钙浓度,另一方面也使钙调节作用达到平衡。除此之外,消化道对钙的吸收以及肾脏对尿钙的重吸收在甲状旁腺激素、维生素D和降钙素等多种激素作用下,亦是人体内钙平衡的主要调控因素。人们在日常膳食中摄入钙不足时,机体会出现生理性钙透支,导致血钙浓度降低。当血钙浓度降低到一定程度后,低血钙通过相关感受器刺激甲状旁腺分泌甲状旁腺素。甲状旁腺素增加了骨组织的破坏作用,上调骨组织中钙的释出,使过多的钙质进入血液,以维持血钙水平。在缺钙早期,缺钙程度比较轻的时候,只是发生可逆性生理功能异常,如腿软抽筋、容易疲倦、烦躁失眠、腰背酸痛等反应。持续的低血钙,特别到中年以后,人体钙质的吸收减少、排泄增大,长期处于负钙平衡状态,导致甲状旁腺分泌亢进,由于骨钙持续大量释出,导致骨质疏松。因此,钙营养以及钙补充的问题日益受到人们越来越多的关注,我们认为这与骨质疏松的发生和防治有重要联系。

三、补钙对骨质疏松的作用

(一)钙的需求量

人体每日需从膳食或钙营养制剂摄入一定量的钙,然而在不同年龄阶段、不同生理状况下,机体对钙的需求量是不同的。因此,即使目前大多数国家和地区的营养学家推荐以每日膳食中营养素供给量(RDA)

第十八章　矿物质对骨质疏松的影响

为钙摄入量的常规标准，仍需制定个体化补钙方案。

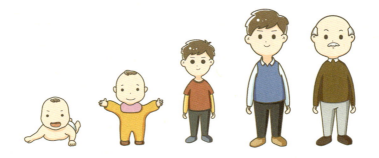

1. 婴幼儿期及儿童期

在纯母乳喂养的婴儿期，每日补充钙量为250~300毫克，完全由母乳提供。如果是混合喂养或者人工喂养，则每日补充钙量在500毫克以上。在幼儿期及儿童期（10岁前）我国RDA推荐每日摄入钙量800~1000毫克。

2. 青少年期

青少年期（10~25岁）是骨钙沉积的高峰阶段，同时也是肠道钙质吸收率较高的时期，此期骨量显著增加，是决定个人骨峰值的最关键阶段，我国RDA推荐每日摄入钙量1000~1200毫克。

3. 成年期

成年期（25~40岁）时，虽然骨钙沉积和肠钙吸收的速度明显减慢，但仍有一定量的骨量累积。此时期的骨量增加优于中老年期，补钙效果理想，我国RDA推荐每日摄入钙量约800毫克。

4. 绝经期后

绝经期后女性雌激素水平迅速下降，骨吸收作用大于骨形成作用，导致净骨量减少，骨强度降低，需适当增加钙摄入量以保持骨量。

5. 老年期

老年人因体内钙调节激素代谢紊乱、消化功能减退导致营养缺乏和户外运动减少等多方面因素影响，易发生骨质疏松，故老年期补钙治疗

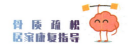

显得尤为重要。

6. 妊娠期和哺乳期

对于妊娠期和哺乳期等特殊生理时期的人，应适当增加补钙量以保证胎儿和婴儿骨骼的正常生长发育和新陈代谢，并且维持母体的血钙和骨钙水平，减少母体骨量的丢失。我国RDA推荐每日摄入钙量为：妊娠中期约1000毫克，妊娠晚期和哺乳期约1500毫克。

（二）影响钙吸收的因素

当出现青春、发育、妊娠、哺乳等钙需求量增大的特殊时期时，机体对日常膳食或钙营养制剂中的钙吸收加快。内源性或外源性维生素D及其代谢产物可增加肠道钙的吸收，也可使肠道游离钙更多地结合为钙蛋白。足量的乳糖可促使机体储备较多的膳食钙，机体在吸收某些必需氨基酸（如赖氨酸）的过程中，可使这些氨基酸与钙离子相结合，从而促进机体对钙的吸收。胃酸所产生的酸性环境会增加钙吸收，乳酸也会帮助钙吸收。食物中若有草酸或植酸，则会和钙在消化道中形成不溶性的草酸钙或植酸钙，从而不能被肠道有效吸收。过多的脂肪分解产生的脂肪酸在肠道中与钙结合后形成皂钙，会降低肠道对钙的吸收率。老年人由于饮食减少、胃肠功能下降及户外运动减少，可导致肠钙吸收能力明显下降。

（三）补钙对骨质疏松的作用

骨质疏松是临床常见的以单位体积内骨组织量减少为特点的一种全身代谢性骨病变。临床表现以腰背疼痛、身长缩短、驼背、骨折、呼吸功能下降为主。机体发生骨质疏松时，虽然骨组织仍有持续钙化，钙盐与基质含量的比例大致正常，但总骨量是减少的，因此机体容易发生骨质疏松性骨折等病理变化。以钙盐为主的矿物质、无机盐类是骨组织中最主要的化学成分，由此我们可知，骨钙缺乏可导致骨量减少，进而发生骨质疏松。

第十八章　矿物质对骨质疏松的影响

1. 婴幼儿期至成年期补钙可有效增加骨量

青春期前人体内骨钙沉积较快，肠钙吸收率较高，总骨量可达峰值骨量的 80% 以上，至成年期总骨量达最大值。成年期机体骨密度达到相对稳定的峰值，而骨代谢也处于相对平衡的状态。如果在成年期前坚持补钙，可加速增加机体骨量，达到事半功倍之效，因此这个年龄段的人都应特别注重膳食钙营养。

2. 成年期后补钙可预防或减慢骨量减少

在女性 50 岁、男性 70 岁以后，受到钙调节激素代谢紊乱、消化功能减退导致营养缺乏和户外运动减少等多方面因素影响，机体逐渐出现骨密度下降、骨量减少等生理变化，严重时骨骼结构的完整性被破坏，生物学作用消失，从而导致骨质疏松发生率显著增加。有大量国内外临床研究证实，通过检测对比分析骨质疏松患者全身多部位骨密度值和血清学指标，发现补钙治疗均可使骨质疏松患者的骨密度升高，骨量增加或抑制生理性骨量减少，同时使其发生骨质疏松性骨折的风险降低。因此这个时期的补钙治疗是人们最理想的保健方法之一。

3. 补钙可增强抗骨质疏松药物疗效

目前临床用于治疗和阻止骨质疏松发展的药物主要有两类，第一类为抑制骨吸收药，包括钙剂、维生素 D、活性维生素 D、降钙素、二膦酸盐类、雌激素以及异黄酮；第二类为促进骨形成药，包括氟化物、合成类固醇、甲状旁腺激素以及异黄酮。近年又出现选择性雌激素受体调节剂等。有临床研究表明，在使用二膦酸盐类、雌激素受体调节剂或甲状旁腺激素等方式治疗骨质疏松患者时，为这些患者补充足量钙剂和维生素 D 的临床疗效明显优于不补充钙剂和维生素 D 的患者。由此我们可以得出结论，补钙可增强抗骨质疏松药物的疗效。

（四）补钙方法

目前的补钙方式包括食物补充和药物补充两种。

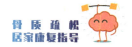

1. 食物补充

大多数人认为日常膳食中摄取钙是补钙的最佳途径。我国的常用食物钙含量可从表18-1中看出，每100克这些食物的钙含量相差甚远。我们每日主要的食物如大米、猪肉、牛肉、面粉等钙含量非常少，远达不到RDA推荐的剂量，所以仅通过日常膳食摄取的钙量不足以维持人体所需。牛奶等乳制品含钙及维生素D量相对较多，并且有营养丰富的蛋白质，容易被人体吸收，是预防骨质疏松的最佳选择。牛奶最好饮用脱脂牛

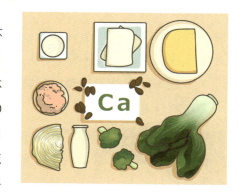

奶或低脂牛奶，因为饮食中热量和脂肪过量也会使钙的摄入量减少。此外，虾皮、海带、沙丁鱼等食物含钙量非常高，也可作为食物补钙的选择。碱性食物使尿钙排出减少，可多使用，而木耳、韭菜、菠菜等蔬菜和黄豆、绿豆等豆类含钙不多，且不易被机体消化吸收，故不列入高效补钙食物的考虑范围。

表18-1 普通食物的钙含量 [元素钙（毫克）/100克食物]

食物名	钙含量	食物名	钙含量	食物名	钙含量
大米	14	木耳	57	海带	1177
面粉	25	猪肉	6	虾皮	1200
鸡蛋	55	鸡肉	11	黄豆	367
韭菜	48	牛肉	10	牛奶	120

2. 钙剂补充

按照高钙膳食搭配，是否就能完全满足人体对钙的需求呢？答案是否定的。受多方面因素影响，钙摄入量、钙吸收量和钙排泄量也不能通过机械计算得出。因此我们需要补充钙剂。美国食品药品监督管理局

第十八章 矿物质对骨质疏松的影响

（FDA）将补钙列为膳食补充，不属于药品管理范围，但推荐与抗骨质疏松药物同时使用，增强防治骨质疏松疗效。补充钙剂需在专业医生的指导下进行，同时注意以下几点：①了解产品的真正含钙量，关注钙剂的溶解度和吸收率，钙剂中不应含有害成分，服用钙剂时避免其对胃肠道刺激作用；②目前市场上的钙制剂可分为无机钙（包括碳酸钙、活性钙、磷酸氢钙、碳酸氢钙等）和有机钙（包括乳酸钙、葡萄糖酸钙、枸橼酸钙、酪蛋白钙肽及其他有机钙等），钙剂剂型包括片剂、散剂、胶囊和液体四种剂型，需根据个体选择不同的钙剂类型和剂型；③服用钙片的最佳时间是进餐开始至餐后 1~2 小时内；④补充钙剂的同时要补充足量的维生素 D；⑤过量补钙不仅不能明显增加防治骨质疏松的疗效，还会影响其他矿物质的吸收与代谢。

第二节 磷

一、磷的性质和作用

人体的一切细胞组织中都有磷，成人体内磷的含量为 500~600 克，仅次于钙，约占体重的 1%。磷参与人体内很多生理化学反应，具有重要的生物学作用。磷还是保持心脏正常跳动节律、维持肾脏正常生理功能和传递神经刺激的关键元素。磷在机体能量代谢和酸碱平衡调节的过程中扮演着重要角色，也是组成遗传物质核酸的基本成分之一，在传递生命信息和调控细胞代谢的过程中发挥关键作用。

二、磷对骨质疏松的影响

人体内大部分磷和钙组成磷灰石，是骨骼和牙齿的主要化学成分。小部分磷存在于组织液中，有促进骨基质的合成与骨矿物质沉积的作用，从而维持骨骼代谢平衡。血液中的磷基本以磷酸盐的形式存在，在骨组织内与钙结合成磷酸钙，参与骨的新陈代谢。磷主要经人体胃肠道吸收和肾脏排泄，通过甲状旁腺激素、降钙素和维生素 D 调节代谢，因此人体内磷含量基本稳定。

日常膳食的乳类及乳制品、肉类、蛋类、坚果类、蔬菜类均含有大量的磷，一般不会造成磷的摄入不足，因此营养性缺磷较少见，而常见高磷或低钙高磷。当饮食中摄入磷增多时，人体小肠内磷吸收增加，导致血磷升高，血钙降低，刺激调节钙的甲状旁腺激素增加，骨吸收增强，同时骨钙被释出入血，引起血钙升高，骨量相对减少，骨代谢过程被扰乱。此外，血液中甲状旁腺激素上调可引起肾小管对磷的重吸收下降

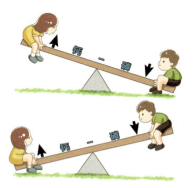

而导致排出的尿液中磷含量增加，以对抗人体因高磷摄入引起的不良反应。高磷或低钙高磷饮食可能会引起继发性甲状旁腺功能亢进，导致对钙有主要调节作用的甲状旁腺激素长期分泌紊乱，进而加速骨量丢失，增加机体患骨质疏松的风险。因此，人们在日常饮食生活中应避免高磷摄入，减少摄入添加磷的各类饮料，适当增加高钙食物和高蛋白食物的摄取，可有效预防骨质疏松的发生。

第三节　镁

一、镁的性质和作用

镁在人体正常生命活动和新陈代谢过程中发挥着极其重要的生物学

第十八章 矿物质对骨质疏松的影响

功能。正常成年人体内镁总量约25克，其中60%以上分布于骨骼和牙齿中，其余的镁主要存在于细胞内。镁是人体内多种酶的激活剂，参与糖、脂肪、蛋白质、核酸等基本物质的酶促反应过程。镁可以通过抑制钾离子和钙离子通道来调节神经系统和心肌的兴奋性，起到一定程度的镇静作用，还可以调节机体胃肠道功能和激素作用。此外，在补钙治疗过程中，补充适量的镁能有效促进人体钙吸收。

二、镁对骨质疏松的影响

镁不仅在机体神经系统和心血管系统的运行中发挥必要的生物学作用，还是骨骼新陈代谢过程中不可缺少的重要化学元素。在新骨生长时，有大量新骨质结晶形成，需要碱性磷酸酶的催化作用，而镁可以激活人体内的碱性磷酸酶进而促进新骨形成；同时，镁能抑制维生素K依赖性骨蛋白与羟基磷灰石的结合，并且能维持甲状旁腺的正常功能和使维生素D转化为有活性的维生素D_3。因此镁缺乏可抑制甲状旁腺激素的分泌导致机体发生甲状旁腺激素抵抗作用从而引起低钙血症，是诱发骨质疏松的危险因素之一。镁在刺激骨形成同时，还有促进骨吸收和抑制骨转换的作用，该过程在骨端的影响大于骨内膜区，因此镁促使骨吸收不会改变骨小梁结构或减少骨量。此外，镁化合物形成酶能通过分解焦磷酸盐达到促进骨内胶原的合成和骨盐结晶的沉着。

正常成年人每日需要摄入镁总量约350毫克，孕妇、哺乳期女性每日需摄入镁总量约400毫克。食物补充为镁来源的主要途径。我国的日常膳食中，含镁量较丰富的食物主要有绿色蔬菜、粗粮、豆类、坚果类、鱼类、蛋白类，肉类、淀粉、奶类含量中等，精制加工食品含量很低。正常情况下均衡膳食的健康成年人每日摄入的镁足够供应机体的生理需求。膳食镁主要通过人体肠道吸收，并受到体内钙含量、磷含量、甲状旁腺激素和维生素D等多方面因素影响。人体内的镁主要通过肾脏排泄和重吸收进而维持镁平衡，高镁血症或低镁血症均不利于人体健康，其中镁缺乏可导致骨质疏松的发生，因此有必要将平衡膳食和补充足量的镁列入防治骨质疏松的综合方案里。

第四节 其他矿物质

除上述的钙、磷、镁元素外，人体内含量较多的矿物质还包括钠、钾、硫、氯等。这些矿物质不能由人体内源性自行合成，必须靠膳食或药剂等外源性途径获取，却是生命体各项生命活动不可缺少的元素。由于篇幅有限，所有矿物质的具体作用这里就不一一赘述了，下面以钠、钾为例简单叙述二者对骨质疏松的影响。

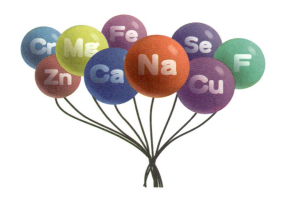

一、钠对骨质疏松的影响

一般情况下，正常成年男性体内钠含量4170毫摩尔，女性钠含量3200毫摩尔，均约占体重的0.15%，40%~50%的钠分布于骨组织中。钠是维持机体水代谢和酸碱平衡、调节机体渗透压、增强神经肌肉兴奋性、保持机体血压正常的重要元素，同时钠也参与人体的能力代谢、氧的利用、肌肉运动、心血管功能等多种生命活动过程。当膳食钠摄入增多时，尿钠排出增加，多余的钠会上调肾小球的钙滤过率，并且

第十八章 矿物质对骨质疏松的影响

与钙在肾小管内的重吸收过程发生竞争,导致钙的重吸收减少,从而增加尿钙排出。因人体内钙有一半以上经尿丢失,尿钙排出增多导致血钙下降,进而刺激甲状旁腺激素升高,骨吸收减少,最终导致骨矿盐含量减低、骨密度下降而诱发骨质疏松。因此控制膳食钠摄入量对减少尿钠、尿钙和羟脯氨酸的排出,抑制骨量丢失,降低发生骨质疏松的风险有一定帮助。

二、钾对骨质疏松的影响

钾可以调节人体细胞内液和细胞外液的渗透压和酸碱平衡,参与糖和蛋白质的新陈代谢,具有维持神经肌肉兴奋性的作用,并可改变心肌细胞膜电位变化使心脏跳动节律正常。健康成年人通过肾脏排出多余的钾进而维持体内钾平衡,肾功能异常的患者则需注意血钾含量的变化。钾能通过增加肾小管对钙和磷的重吸收,减少尿钙和磷的排泄,抑制机体钙和磷的丢失,刺激活性维生素D_3的合成增多,从而提高骨密度,在一定程度上降低骨质疏松发生的可能。因此,对于心肾功能正常的人来说,适量高钾饮食也可达到防治骨质疏松的作用。

(陆 琳 向 云)

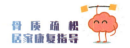

第十九章　微量元素对骨质疏松的影响

除钙、磷、镁、钠、钾等常量元素外，骨组织的新陈代谢还需要多种微量元素共同参与。微量元素是指人体内含量极少，总量占体重的 0.01% 以下的元素。人体必需的微量元素有 14 种，包括铁、锌、铜、锰、铬、硒、钼、钴、氟等。微量元素虽然在人体内的含量不多，但对人体健康影响很大，与正常的生命活动息息相关。若机体缺乏某种或某几种微量元素，会使部分酶和细胞

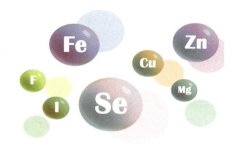

因子的合成或功能受限，导致骨组织中的有机物合成减少，骨组织矿物质化功能降低从而引起骨质疏松的发生。

第一节　锌

一、锌的性质和作用

正常成年人体内锌含量 2 克左右。锌可以促进人体的生长发育、维持人体正常食欲、提高人体免疫，还能够促进伤口和创伤的愈合，影响维生素 A 的代谢和正常视觉，维持男性正常的生精功能。同时锌对人体大脑的生理调节起着非常重要的作用，并且能影响人体内多种酶和受体的生物学功能。锌是人体生长发育和新陈代谢过程中不可缺少的关键化学元素。

第十九章　微量元素对骨质疏松的影响

二、锌对骨质疏松的影响

锌在骨组织代谢中也发挥了重要作用，如锌可以增强软骨组织中碱性磷酸酶的活性，促进骨矿盐沉积，还可以刺激骨细胞增生和分化，增加骨细胞数量，调节骨细胞活性，进而促使骨形成作用增加。此外，锌还可以增加维生素 D 的生物学功能，因而影响骨钙水平。当机体缺乏锌元素时，骨组织重塑过程被干扰，成骨细胞的增殖和分化被抑制，破骨细胞的分化被激活，导致骨形成受限。缺锌时成骨细胞中的碱性磷酸酶活性减弱，从而使骨胶原蛋白的合成不足，也导致骨形成受阻。由此我们可知，缺锌会降低机体骨量，抑制机体骨代谢，阻碍机体骨组织的生长和发育，影响机体骨骼的健康。

人体每日需摄入锌量为 10~15 毫克，女性妊娠期和哺乳期需要量增加。日常生活中常见含锌量较高的食物有牡蛎、小麦胚粉、动物肝脏、海鱼、香菇、牛肉、羊肉、核桃等。锌主要在人体的十二指肠和空肠中吸收，经粪便、尿液和汗液排出。缺乏锌的骨质疏松患者应注意日常膳食中锌的补充，并在专业医生指导下进行药物锌元素的补充，以达到有效治疗骨质疏松的目的。

第二节　铜

一、铜的性质和作用

铜在人体内虽然含量不高，但分布广泛，机体内许多重要的蛋白质和酶都需要铜元素的参与和活化，在生命体的正常运行中发挥关键的生物学作用。人体在摄入微量铜后 15 分钟即可进入血液中，可转运铁蛋白，促进血红素的形成，因此机体缺乏铜会有贫血、毛发异常等表现。缺铜还会引起体内胆固醇升高，导致动脉粥样硬化，是诱发冠状动脉粥样硬

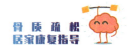

化性心脏病的危险因素之一。然而，人体内铜过量也是有害的，因此中国营养学会建议每日铜摄入量应是"安全和适宜的"。

二、铜对骨质疏松的影响

铜具有调节单胺氧化酶、细胞色素氧化酶和抗坏血酸氧化酶活性的生理作用，保证骨矿化过程正常进行。铜能使骨质变厚坚固，维持一定的骨硬度。人体内雌激素可以刺激血铜含量升高，进而减少骨量丢失，降低发生骨质疏松的风险；而当机体缺铜时，成骨细胞活性下降，导致骨质异常，骨皮质变薄，骨脆性增加，严重时引起骨质疏松性骨折。由此可见，保证人体内适宜的铜含量对预防和治疗骨质疏松有重要意义。

正常成年人每日需要铜 0.05~2 毫克。膳食铜是人体铜元素的主要来源，含铜丰富的食物有红茶、芝麻酱、核桃、虾、蟹、贝类、动物肝脏、可可粉等。补钙的同时，补充一定量的锌和铜效果优于单纯补钙，可有效预防骨质疏松的发生。

第三节 氟

一、氟的性质和作用

正常人体内含氟总量约 2.6 克，90% 以上的氟分布于人体骨骼和牙齿中，其中以长骨含氟量最高。人体内氟元素的主要作用是影响骨组织的新陈代谢过程。

二、氟对骨质疏松的影响

氟具有促进骨生长和骨矿化、增强骨硬度的作用。小剂量氟能够刺激骨细胞增殖与活化，调节钙、磷元素的代谢，促进骨胶原蛋白产生，

第十九章　微量元素对骨质疏松的影响

加速骨形成过程，进而改善骨的强度和硬度。人体内氟缺乏时，成骨细胞活性下降，磷灰石易于溶解，导致骨脆性增加，可能引起骨质疏松甚至病理性骨折；而人体内含氟过量时，大量的氟会破坏骨组织中的磷灰石，使骨硬化过程异常，骨脆性增高，导致机体发生骨质疏松或骨硬化的可能性增大。同时，氟过量使钙、磷元素代谢失调，刺激甲状旁腺激素分泌升高，增加骨钙释出，骨量丢失增多，导致骨量减少进而引起骨质疏松的发生。此外，过量的氟还会通过抑制成骨细胞内相关酶的活性使骨代谢发生障碍。因此，为保证机体骨骼健康，我们需保持体内正常的氟含量，既不能缺乏氟元素，又不可摄入过量的氟。

健康成年人每天允许摄入的氟量为 3.5 毫克。人体氟元素的主要来源是饮用水和乳制品、肉类、海鱼、蔬菜等食物。其中茶叶的含氟量最为丰富，适量饮用淡茶有改善骨代谢、预防骨质疏松的作用，但需注意不可过量。

第四节　其他微量元素

一、铅对骨质疏松的影响

人体内铅元素极易累积并且毒性较高，主要储存于骨和软骨组织内。铅过量对骨组织有较强的毒性作用。大量的铅可使维生素 D 代谢紊乱，降低肠道钙的吸收，刺激甲状旁腺激素分泌增加，导致骨钙释出增多，引起骨量减少进而发生骨质疏松。过量的铅还会与碱性磷酸酶中的锌竞争，降低碱性磷酸酶的活性，抑制骨矿化过程，从而进一步减少骨量。对绝经后骨质疏松的女性补充适量的钙剂，可减少机体胃肠道对铅的吸收，降低骨组织中铅含量，减少骨量丢失，达到有效治疗骨质疏松的目的。

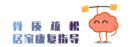

二、铝对骨质疏松的影响

人体内铝能拮抗铅的毒性,正常膳食中缺乏铝源的情况少见,一般铝过量对机体有较大危害。正常铝含量可促进骨组织的生长与矿物质化,过量的铝可结合钙蛋白和柠檬酸,导致二者生物学功能丧失,从而抑制钙盐的形成。铝过量还会降低成骨细胞的活性,抑制甲状旁腺激素的释放,同时减少氟和磷的吸收,影响骨矿盐沉积,从而干扰骨代谢过程。因此,人们在日常饮食饮水中应避免摄入过量的铝从而保障骨骼健康。

三、锶对骨质疏松的影响

锶是机体骨骼非常重要的化学成分,99% 以上的锶存在于骨骼和牙齿中。当人体缺乏锶时,骨代谢过程紊乱,成骨细胞的生长受限,骨钙化不良。而人体含锶量过大时,活性维生素 D_3 合成减少,干扰钙磷代谢过程,导致肠钙的吸收受阻,进而增加发生骨质疏松的风险。因此,人们有必要关注机体锶的含量,以降低发生骨质疏松的可能性。

(陆　琳　向　云)

第二十章　维生素对骨质疏松的影响

维生素是人体维持正常生理活动、含量甚微且机体不能自我合成的一类有机化合物。虽然维生素既不为机体提供能量，又不参与组织细胞构成，但其在生命体的生长发育和新陈代谢中起到至关重要的作用，是人体内不可缺少的必需营养物质。人们必须从外源性途径获取维生素，包括日常膳食和维生素制剂。一旦身体缺乏某一种或某几种维生素，将出现各种疾病症状。我们把维生素按其溶解性分为脂溶性维生素（包括维生素 A、维生素 D、维生素 E 和维生素 K）和水溶性维生素（包括 B 族维生素和维生素 C 等）两大类。下面将分章节简单介绍几类相关维生素对骨质疏松的影响。

第一节　维生素 D

一、维生素 D 的性质和作用

人体内有两种主要的维生素 D：维生素 D_3 和维生素 D_2。本节主要介绍对人体作用意义较大的维生素 D_3。维生素 D 既可以在外界紫外线的作用下由类固醇转化而来，又可以通过膳食和药剂补充。被人体吸收的普通维生素 D_3 没有生物活性，需在肝脏和肾脏中维生素 D 羟化酶的催化下转化为有生物学作用的 1,25-二羟维生素 D[1,25(OH)$_2$D]，此时称为活性维生素 D_3。人体内活性维生素 D_3 最主要的功能是调节钙磷水平和影响骨组织代谢。此外，活性维生素 D_3 还可以维持神经肌肉系统的正常功能和参与一定程度的免疫调节过程，是人体生命活动得以正常进行的重要元素。

二、维生素 D 对骨质疏松的影响

维生素 D 虽然不是构成人体骨组织的基本物质，却很大程度影响着骨骼健康，其关键作用是促进机体肠道对钙的吸收，增加体内钙的储存以及帮助钙的转运等。因此，在补钙的同时补充适量的维生素 D 效果远远大于单纯补钙，对预防和治疗骨质疏松发挥着至关重要的作用。同时，活性维生素 D_3 对骨代谢有双向调节作用，小剂量的活性维生素 D_3 可刺激成骨细胞增殖分化，加速骨胶原蛋白形成，促进骨组织中钙盐沉积；大剂量的活性维生素 D_3 则刺激破骨细胞的增殖，促进骨吸收，使骨钙释出，血钙水平升高，抑制骨矿化作用。此外，活性维生素 D_3 也可以通过阻断甲状旁腺中的维生素 D 受体，抑制甲状旁腺激素的合成而间接减少骨转换，降低骨吸收。当维生素 D 缺乏时或活性维生素 D_3 合成不足时，机体骨骼系统会出现钙磷代谢异常、骨密度下降、骨量丢失增加、骨量减少等一系列病理状态，临床常表现为婴幼儿佝偻病、成人软骨病、老年性骨质疏松和骨质疏松性骨折等。因此，在预防和治疗骨质疏松等疾病时，补钙和补维生素 D 都是必不可少的。

正常成年人每日摄入维生素 D 应在 400~800 国际单位，若需大剂量补充维生素 D，应在专业医生指导下进行，因为人体内过量的维生素 D 易导致高钙血症等不良反应。维生素 D 的来源途径有三种：日照皮肤生成、食物补充和药剂补充。老年人户外运动较少，日照时间短或肝肾功能不足时，体内维生素 D 极易缺乏，并且不能将维生素 D 有效地转化为活性

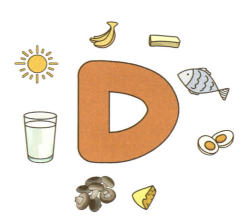

第二十章　维生素对骨质疏松的影响

维生素 D_3，因此老年性骨质疏松普遍存在。膳食补充是人们日常生活中补充维生素 D 最主要的途径，维生素 D 含量丰富的食物包括动物肝脏、蛋黄、海鱼、奶制品等，蔬菜类食物维生素 D 含量极低。目前我国常用的维生素 D 制剂主要有阿尔法骨化醇、钙三醇和复合维生素等，对于不同年龄阶段（如婴幼儿期、成年期、老年期等）或不同生理阶段（如孕妇、哺乳期女性、绝经后女性等）的人来说，维生素 D 的需求量不尽相同，应在专业医生指导下补充适量并且足量的维生素 D，以更有效地预防和治疗骨质疏松。

第二节　维生素 C

一、维生素 C 的性质和作用

维生素 C 是人体内不能自身合成，但参与机体多个新陈代谢过程的一种至关重要的必需维生素。维生素 C 和维生素 B 族都属于水溶性维生素。维生素 C 有很强的抗氧化作用，可以维持机体免疫能力、调节苯丙氨酸等氨基酸的代谢、促进脂肪和蛋白质的合成、促进骨胶原和神经递质的合成、调节铁的吸收、参与羟化反应、解毒、预防癌症、清除自由基等。最广为人知的是机体缺乏维生素 C 会造成坏血病。因此，维生素 C 是人体不可缺少的保护元素。

二、维生素 C 对骨质疏松的影响

维生素 C 可以刺激成骨细胞活性，参与胶原纤维的合成及骨基质的形成。同时，维生素 C 还能通过羟化作用调节骨胶原的新陈代谢，是骨组织生长形成过程中重要的营养物质。当人体内缺乏维生素 C 时，软骨生成被抑制，骨胶原代谢紊乱，骨组织形成受阻，导致骨质变脆进而增

加发生骨质疏松的风险。

一般成年人每日需要摄入维生素 C 量为 20~30 毫克，孕妇或哺乳期女性每日需要量为 60~80 毫克。维生素 C 的主要来源是新鲜的蔬菜和水果，日常生活中注意饮食营养均衡即可。额外补充维生素 C 制剂时需在专业医生指导下服用。

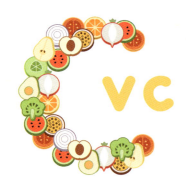

第三节　维生素 K

一、维生素 K 的性质和作用

维生素 K 又称为凝血维生素，顾名思义其主要生理作用是促进血液凝固。维生素 K 是多种凝血因子的基本构成物质，机体缺乏维生素 K 会出现凝血时间延长等出血现象，严重者会导致死亡。此外，维生素 K 还参与人体骨组织代谢，每日摄入足量的维生素 K 可降低发生骨质疏松的风险。

二、维生素 K 对骨质疏松的影响

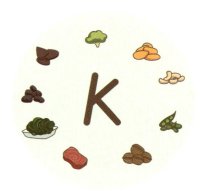

维生素 K 在骨代谢的过程中主要是参与骨钙素的形成和活化，骨钙素是一种维生素 K 依赖性钙结合非胶原蛋白，具有调节骨钙代谢、帮助骨钙转移和促进骨钙沉积等作用，是骨组织中的特殊蛋白质。骨钙素还可以激活成骨细胞的活性，促进损伤骨组织的修复，增加新骨形成，进而提高骨密度和骨强度。因

第二十章 维生素对骨质疏松的影响

此，当人体缺乏维生素 K 时，骨钙素形成受阻，骨生长和骨形成过程被抑制，导致骨质疏松发生的可能性增大。

我国推荐健康成年人每日维生素 K 摄入量约 120 微克。食物来源是补充维生素 K 的最主要途径，每 100 克新鲜绿叶蔬菜可提供 50~800 微克的维生素 K，其中以菠菜的维生素 K 含量最为丰富。奶制品、肉类、蛋类也可提供少量的维生素 K。

第四节 维生素 A

一、维生素 A 的性质和作用

维生素 A 又名"视黄醇"，与人体视力有关，是一种脂溶性维生素。维生素 A 具有维持正常视觉功能、保护上皮细胞完整性、促进免疫球蛋白合成、抑制肿瘤组织生长、调节骨组织新陈代谢等作用，是人体内重要的维生素。

二、维生素 A 对骨质疏松的影响

维生素 A 对骨代谢的影响主要表现为协调成骨细胞和破骨细胞的活性强弱，进而维持骨形成与骨吸收的平衡，保证骨代谢过程正常进行。机体摄入维生素 A 不足时，成骨细胞活性下降，破骨细胞活性增强，骨代谢平衡被破坏，骨骼生长发育停滞。因此，维生素 A 缺乏是发生骨质疏松的致病因素之一。而当人体摄入过量的维生素 A 时，骨干及

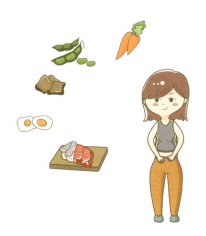

骨骺异常钙化，骨骺不能继续造骨，不利于骨骼健康。

日常膳食中维生素 A 的主要来源包括动物肝脏、奶制品、鸡蛋等。而维生素 A 的另一主要来源是其前体胡萝卜素转化而来，胡萝卜素大多存在于植物性食物中，如绿色蔬菜、新鲜水果等。常吃这些食物可避免机体维生素 A 摄入不足，在一定程度上降低了发生骨质疏松的风险。

第五节　其他维生素

除外上述的维生素 D、维生素 C、维生素 K、维生素 A 几种维生素外，还有少许维生素直接或间接影响人体骨骼健康。例如维生素 E 可调节雌激素水平，补充足量的维生素 E 可有效预防绝经后女性骨质疏松；维生素 B_6 是胶原形成和成熟的关键辅助因子，胶原是骨组织重要的构成成分；维生素 B_{12} 具有抑制骨量丢失的作用，机体缺乏维生素 B_{12} 会导致骨量丢失加速，骨量减少而发生骨质疏松。因篇幅有限，在此不再赘述所有维生素的具体作用。

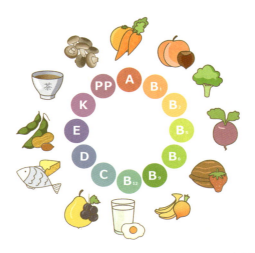

（陆　琳　向　云）

第二十一章　骨质疏松防治的营养方案

一、老年人骨质疏松认知误区

（一）补钙等于治疗骨质疏松

骨质疏松是由于人体内的破骨细胞影响大于成骨细胞，简单说就是骨量丢失速度超过形成速度。因此，治疗不是单纯补钙，而是提高骨量、增强骨强度和预防骨折综合治疗。

（二）喝骨头汤能够防止骨质疏松

实验证明，同量牛奶钙含量远高于骨头汤；同时，骨头汤大量脂肪会对老年人身体健康造成其他危害。

（三）老年人治疗骨质疏松为时已晚

很多老年人认为骨质疏松无法逆转，到老年期治疗已没有效果，为此放弃治疗。从治疗角度而言，治疗越早，效果越好。所以老年人一旦确诊为骨质疏松，应接受正规治疗，减轻痛苦，提高生活质量。

（四）靠自我感觉发现骨质疏松

多数骨质疏松患者在初期都无异常感觉或感觉不明显。发现骨质疏松不能靠自我感觉，老年人无论有无骨质疏松症状，应定期去医院进行骨密度检查，了解骨密度变化。

（五）患了骨质疏松无须小题大做

骨质疏松不只是平时腰酸背痛，主要是发生骨折风险会大大增加。一旦跌倒就容易发生骨折，尤其是老年人髋部骨折危害极大。

（六）患了骨质疏松宜静不宜动

保持正常骨密度和骨强度需要不断地运动刺激，缺乏运动就会造成骨量丢失。锻炼对于防止骨质疏松具有积极作用。如果不注意锻炼身体，

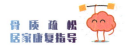

肌力也会减退，对骨骼刺激进一步减少，不仅会加快骨质疏松发展，还会影响关节灵活性，容易跌倒，造成骨折。

（七）手术后骨骼正常

发生骨折，往往意味着骨质疏松已经十分严重。骨折手术只是针对局部病变治疗方式，全身骨骼发生骨折风险并未得到改变。因此不但要积极治疗骨折，还需要客观评价骨骼健康程度，以便及时诊断和治疗骨质疏松，防止再次发生骨折。

二、老年人骨质疏松饮食

骨质疏松患者除了积极治疗外，还需要注意饮食卫生，因为饮食直接关系到康复情况。

（一）适当、适时补钙

补钙一定不可过量，骨质疏松是一种全身性代谢性骨骼疾病，是人体衰老表现。过量补钙并不能变成骨骼，如果血液中钙含量过高，可导致高钙血症，并会引起并发症，如肾结石、血管钙化等，危害健康。

合理充足的补充含钙和维生素 D 的食物。有条件者每天早、晚各喝 1 袋牛奶。50 岁以上的人群要每日补钙 1000 毫克，每日补充维生素 D220 国际单位，多吃日晒的香菇和海鱼，也可间隔选择五花猪肉。

每日进行 1~2 小时日光浴，以增加维生素 D 运输钙质到骨骼里。在晚饭时吃含钙高的食物或补钙，但不要在临睡前补钙。钙补充剂和晚饭一起吃时，吸收会更好。

适当体育运动，负重运动有利于骨骼发育和骨量增加，同时户外活动接受日光照射可增加维生素 D 的合成。每日钠盐摄入不要超过 6 克。太多的盐会抢走骨骼中的钙，破坏骨骼，故要吃清淡一点。

合理的烹调方法，如煮骨头汤时加点醋，蔬菜过水等。食物中加醋能促进食物中钙的溶解，使人体容易吸收钙质。

第二十一章 骨质疏松防治的营养方案

（二）老年人补钙三大误区

1. 补钙能治好骨质疏松

许多老年人错误地认为，人老了，骨头脆了，因此要吃钙片来防治骨质疏松。其实不然，骨质疏松是一种全身性代谢性骨骼疾病，是人体衰老的表现。女性在绝经以后5~10年，男性在65~70岁一般都会出现骨质疏松。

无论男女，一般在30~35岁达到一生中所获得最高骨量，称为峰值骨量，此后骨量开始丢失。因此，大量补钙并不能逆转骨量减少趋势，也不可能治愈骨质疏松。

2. 治疗骨质疏松不辨病因

骨质疏松主要分为两大类，即原发性骨质疏松和继发性骨质疏松。针对不同类型的骨质疏松，治疗手段不一，千万不能不加区分，一律补钙，否则会出现并发症。继发性骨质疏松，如钙营养不良等引起的骨质疏松，补充钙剂就非常有效；对于原发性骨质疏松就不能单纯依靠补钙来治疗。

目前国际上还没有有效手段能治愈骨质疏松，只能是预防和减缓。

3. 钙补得越多越好

许多老年人误认为，钙补得越多，吸收得也越多，形成骨骼就越多。其实年龄在60岁以上的老年人，每天摄取800毫克钙即。过量补钙并不能变成骨骼，如果血液中钙含量过高，可导致高钙血症，还会引起并发症，如肾结石、血管钙化等，反而危害老年人健康。

（三）供给充足蛋白质

蛋白质是组成骨基质的原料，可增加钙的吸收和储存，有利于防止和延缓骨质疏松。如奶的乳白蛋白，骨头骨白蛋白，核桃核白蛋白，蛋类白蛋白，都含有弹性蛋白和胶原蛋白C。

（四）适量坚果

骨质疏松患者可以适当吃一些坚果，坚果可以从多方面促进骨骼健康。杏仁、开心果、葵花籽都属于高钙食物。坚果中含有的蛋白质和其他营养物质有益建立强壮骨骼。

（五）补充维生素

骨质疏松患者多食用含维生素D、维生素A丰富的食物，如蛋黄，动物肝脏，黄、红色蔬菜，水果等，都有助于补充体内维生素A。

（六）建议食物

骨质疏松患者建议多食用如下食物，如芝麻酱、虾皮、发菜、河虾、黄花菜、豆腐干、紫菜、黑木耳、蟹肉、雪里蕻、芥菜、黑豆、黄豆、蚌肉、红苋菜、榨菜、海虾、蛤蜊、油菜、香菇、海鱼、牛乳、鱼肝油、猪油、鲱鱼、鸡蛋等。

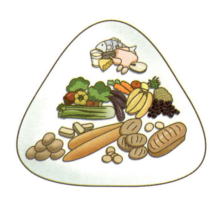

（七）禁忌食物

骨质疏松患者应注意饮食卫生，包括一些不宜食用的东西，如过量饮酒、大量饮用咖啡可影响钙的吸收，所以应限量适度饮酒；少喝碳酸饮料。

（八）养成良好的生活习惯

如彻夜唱卡拉OK、打麻将等生活无规律，都会加重体质酸化。应当养成良好的生活习惯，从而保持弱碱性体质，预防骨质疏松的发生。

三、骨质疏松营养调整计划

酸性体质可以通过营养来改善，从而变成弱碱性，特别是维生素和矿物质各种营养素特点见表21-1。

第二十一章 骨质疏松防治的营养方案

表 21-1 各种营养素特点

营养素名称	早上	晚上	产品特点	产品功能
维生素	1粒	1粒	专为男士（女士）设计，提供人体所需的11种维生素和3种矿物质	为细胞正常工作提供养分，维生素A、D促进钙吸收
蛋白质粉	1勺	1勺	非转基因大豆，纯植物提取，高钙含量，不含胆固醇	预防改善骨质疏松，增强骨密度，减轻肌肉酸痛、发炎，增强抵抗力
钙力镁片	2粒	2粒	采用可溶性易吸收形态，复合有机柠檬酸钙、螯合镁、活性钙和维生素D，吸收率可达66%	防止骨质疏松、手足抽搐；提高性激素，防止骨中钙、镁的流失；维持软骨功能，减轻关节炎；缓解肌肉疼痛
葡萄籽维生素C片	2粒	2粒	是一种强抗氧化剂，是维生素C的20倍，是维生素E的50倍	改善关节炎，对抗过敏，改降低心脏病危机，预防中风、增强免疫力，通过血脑屏障，抗癌、防止并抑制癌症

四、骨质疏松营养食谱

（一）枸杞子拌豆腐

1. 主料

豆腐250克，鲜枸杞子30克。

2. 制法

豆腐、鲜枸杞子泡水半小时，煮熟混合拌食。

3. 功效

滋补肾阴，养血壮骨。适用于各型骨质疏松患者，对伴有阳痿、夜尿多者尤为适宜。

（二）蘑菇炒洋葱

1. 主料

蘑菇300克，洋葱100克。

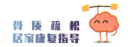

2. 制法

蘑菇提前用水泡 1~2 小时，洋葱洗净切片，混合煸炒食用。

3. 功效

抗骨质疏松，活血化瘀。适用于各型骨质疏松患者，对伴有冠心病者尤为适宜。

（三）香菇白菜

1. 主料

香菇 25 克，白菜 200 克。

2. 制法

香菇、白菜用水泡半小时，混合煸炒食用。

3. 功效

抗骨质疏松，滋阴养胃。适用于各型骨质疏松患者，对伴有胃胀，咳嗽痰多者尤为适宜。

（四）瘦肉猪血豆腐

1. 主料

猪血 500 克，豆腐 300 克，猪瘦肉 100 克，胡萝卜 100 克。

2. 制法

猪血、豆腐、猪瘦肉均洗净，用水泡半小时，与胡萝卜混合煸炒或煮汤食用。

3. 功效

抗骨质疏松，益气养血。适用于各型骨质疏松患者。

（五）排骨豆腐虾皮汤

1. 主料

猪排骨 250 克，豆腐 400 克，洋葱 50 克，虾皮 25 克。

2. 制法

猪排骨、虾皮清洗用水泡 1 小时，与豆腐、洋葱混合煮熟食用。

3. 功效

强筋壮骨，润滑肌肤，滋养五脏，清热解毒。适用于各型骨质疏松患者。

第二十一章　骨质疏松防治的营养方案

（六）黄豆猪骨汤

1. 主料

鲜猪骨 250 克、黄豆 100 克。

2. 制法

黄豆提前用水泡 6~8 小时；将鲜猪骨洗净，切断，置水中烧开，去除血污。然后将鲜猪骨放入砂锅内，加生姜 20 克、黄酒 200 克，食盐适量，加水 1000 毫升，经煮沸后，用文火煮 1 小时，放入黄豆继续煮至豆烂，即可食用。每日 1 次，每次 200 毫升，每周 1 剂。

3. 功效

鲜猪骨含天然钙质、骨胶原等，对骨骼生长有补充作用。黄豆含黄酮苷、钙、铁、磷等物质，有促进骨骼生长和补充骨中所需的营养。此汤有较好的预防骨骼老化、骨质疏松的作用。

（七）桑葚牛骨汤

1. 主料

桑葚 25 克，牛骨 250~500 克。

2. 制法

将桑葚洗净，加酒、糖少许蒸制。另将牛骨置锅中，水煮，开锅后撇去浮沫，加姜、葱再煮。见牛骨发白时，表明牛骨的钙、磷、骨胶等已溶解到汤中，随即捞出牛骨，加入已蒸制的桑葚，开锅后再去浮沫，调味后即可饮用。

3. 功效

桑葚补肝益肾；牛骨含有丰富钙质和胶原蛋白，能促进骨骼生长。此汤能滋阴补血、益肾强筋，尤甚适用于骨质疏松、更年期综合征等患者食用。

（八）虾皮豆腐汤

1. 主料

虾皮 50 克，嫩豆腐 200 克。

2. 制法

虾皮洗净后泡发；嫩豆腐切成小方块；加葱花、姜末及料酒，油锅

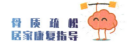

内煸香后加水烧汤。

3. 功效

虾皮每 100 克钙含量高达 991 毫克，豆腐含钙量也较高，常食此汤对缺钙的骨质疏松患者有效。

（九）猪皮续断汤

1. 主料

鲜猪皮 200 克，续断 50 克。

2. 制法

取鲜猪皮洗净去毛、去脂、切小块，放入蒸锅内，加生姜 15 克，黄酒 100 克，食盐适量；取续断煎浓汁加入锅内，加水适量，文火煮至猪皮烂为度，即可食用。每日 1 次服食。

3. 功效

猪皮含丰富骨胶原蛋白，对人体的软骨、骨及结缔组织均有重要作用。续断有强筋健骨、益肝肾等作用。此汤可减轻骨质疏松引起的疼痛，延缓骨质疏松的发生。

（十）海带菠菜汤

1. 主料

海带 50 克，菠菜 200 克，黄豆 30 克。

2. 制法

海带洗净切丝加水 300 毫升，煮 15 分钟，下入泡发好的黄豆煮沸后，再将洗净的菠菜切段放锅内，同煮 10 分钟，加入精盐、味精，淋入麻油。分 1~2 次趁热食菜喝汤。

3. 功效

海带和菠菜均可促进草酸钙溶解排出，防止结石，还能增加体内血清素、硒、叶酸水平。适用于骨质疏松及高血压、高血脂等症。

（十一）鲫鱼汤

1. 主料

活鲫鱼一条。

第二十一章　骨质疏松防治的营养方案

2. 制法

将鲫鱼去鳞、鳃及内脏，加葱末、姜末、料酒、盐等调料，稍腌片刻，加水煮至汤白鱼烂，分次食用。

3. 功效

适用于老年骨质疏松、肾炎水肿、肝硬化腹水、糖尿病、肠道感染及痔疮脱肛等。

（十二）乌豆猪骨汤

1. 主料

乌豆 20~30 克，猪骨 200~300 克（猪排骨 150~200 克）。

2. 制法

将乌豆洗净、泡软，与猪骨同置深锅中，加水煮沸后，改文火慢熬至烂熟，调味后饮用。

3. 功效

有补肾、活血、祛风、利湿之功效。适用于老年骨质疏松、风湿痹痛等。

（向　云）

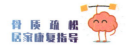

第二十二章 健康教育——养成良好的生活习惯

对任何一种疾病，良好有效的健康宣教都能帮助患者及家属正确认识这种疾病，帮助患者建立健康的生活方式，消除或减轻可控危险因素，防治骨质疏松，提高生活质量，减少并发症，降低死亡率及病残率。所以正确认识骨质疏松，养成良好的生活习惯，可以有效预防骨质疏松。

骨质疏松是一种退行性病变，随着年龄的增长，任何人都不可避免地会逐渐丢失骨量，但是并不是每一个人都会得骨质疏松，关键在于如何早期有效地采取必要的预防措施进行预防。随着我国老龄化的到来，骨质疏松患者随着老年人数的增加而日益增多，因此很有必要通过一些健康知识小手册、电视媒体、网络宣讲等多种渠道普及骨质疏松的相关基础知识，内容包括骨质疏松的诱因、相关影响因素、防治措施，以及其可能导致的后果和生活方式习惯改变对病情康复的重要性等，使全社会都能认识到健康生活方式的重要性，消除或减轻可控的会导致骨质疏松的危险因素，实施各种有效预防或治疗骨质疏松的措施，同时积极配合骨质疏松各项治疗，有效促进骨质疏松尤其是合并骨折时恢复自理能力，提高生活质量，减少家庭及社会的负担。

骨质疏松以老年人居多，而老年人的骨量是由三个方面的因素决定：骨发育成熟时期骨峰值达到的最大程度，中年时期骨量维持的时间及随后发生骨量丢失的速率。因此骨质疏松的发生从儿童时期就已经潜伏了，一生中任何时期营养不良、缺乏锻炼及不良嗜好都会增加患骨质疏松的危险，因此预防骨质疏松应从小抓起。儿童期和青春期是骨发育的关键时期，大约20岁以前能获得峰值骨量的90%以上。一直到成年早期，

第二十二章 健康教育——养成良好的生活习惯

骨量不断增加，直至达到顶峰，称为峰值骨量，峰值骨量的形成主要受先天遗传和后天环境因素在峰值骨量的形成中也起重要作用。获得最佳峰值骨量的后天环境因素主要包括营养、体力活动及生活方式等。通过建立良好的后天环境完全有可能获得最佳峰值骨量。在生长期应注意合理营养，在这一阶段，要增加影响骨代谢的营养素如钙与维生素D及不饱和脂肪酸、维生素A、维生素E等的摄入，以满足身体快速生长发育对多种营养素的需求。除膳食营养调节外，在儿童期及青春期还应注意健康生活习惯的培养，不吸烟、不饮酒。许多研究提示，吸烟、饮酒会干扰骨代谢，加速骨量丢失。另外过量饮用咖啡及碳酸饮料也会影响骨量。多参加体育锻炼及户外活动，力量性运动项目对骨量的影响较耐力性运动项目明显，力量性运动主要是指一些负重运动。

峰值骨量是生命后期骨质含量及骨折发生率的主要决定因素，对预防和延缓骨质疏松的发生起着非常重要的作用。峰值骨量的形成受遗传、种族、性别、环境、营养、激素和力学载荷等多种因素的综合影响。骨量储备越多，以后即使随年龄增长有所丢失，其剩余部分仍可以抵御因骨质疏松在轻微外伤下所致的骨折。

骨质疏松对于女性来说，会随着年龄增长而加重。因此，从青年时期就应注意增加及维持骨量，减少丢失。增加骨量的因素有：①维持正常的月经周期；②保证有充足的钙摄入量；③保证有充足的维生素D摄入和使皮肤常受日光照射；④积极参加体育锻炼；⑤积极治疗有并发骨质疏松倾向的各种疾病。年轻女性存在以下因素时，可使骨量减少，增加骨质疏松骨折机会：①体重和身高数值偏低者；②平素不喜爱体育运动，缺乏体育锻炼者；③钙和维生素D摄入不足，缺乏日光照射者；④有骨质疏松或骨质疏松性骨折家族史者；⑤酗酒；⑥吸烟；⑦过量饮用咖啡因；⑧哺乳和妊娠年龄较小或较多、较密者；⑨绝经年龄在40岁以下者或曾施卵巢切除术者；⑩月经初潮年龄较晚者；⑪有较重缺氟体征，如较严重龋齿者；⑫患有并发骨质疏松倾向的严重疾病，如皮质醇增多症、多发性骨髓瘤等。

正确认识和了解上述有利及不利因素，增加自我保健意识，可及早排除高危因素或采取相应预防措施，从而减轻或延缓骨质疏松的发生。

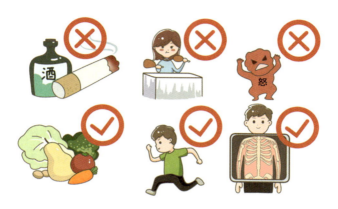

（眭明红　向　云）

第二十三章　行为教育——合理运动

运动能够改善和维持骨结构，适当的运动量有利于增加骨内血流量，促进骨细胞活性，使骨质增厚，促进钙的保留和沉积。"生命在于运动"，运动对维持人体健康的骨代谢非常重要。运动可以预防骨质疏松吗？是如何预防的呢？该如何运动呢？哪些运动可以预防骨质疏松呢？

一、运动对保持骨量的重要性

在日常生活中，预防骨质疏松的一个极其重要的手段是提高日常生活的运动量。运动通过肌肉活动产生对骨的应力，能刺激骨的形成。肌肉发达则骨骼粗壮，骨密度高。老年人参加运动锻炼，可以提高生活质量，提高工作和娱乐的能力，并延缓身体功能衰退的速度。运动可增加最大摄氧量，使心率、血压和乳酸盐降低，减少脂肪在身体上的堆积，提高肌肉的质量，对骨骼的密度与结构有明显的促进作用，可以增加骨骼钙化。人们已经发现，长期不动，将导致骨质疏松，成人持续运动可以增加骨盐含量。因此体育锻炼和体育活动是防止骨量丢失的简便和有效的措施，有助于减少及延缓骨量丢失；同时，也有利于提高个体的应变性、灵活性、肌肉协调和平衡能力，减少外伤的可能性。老年人活动少，肌肉的力量和协调性差，机械刺激小，骨量减少，使老年人更容易跌倒，伴有骨量减少时，则易发生骨折。

研究发现，在生命早期进行体育活动可增加峰值骨量和下肢骨骼的直径。由于骨量的增加是缓慢的，因此短期锻炼不会引起骨量的变化，只有长期坚持锻炼才有效。相反，取消活动，长期卧床的人，常使骨盐丢失。为此，应自幼即加强身体的锻炼，积极从事体育活动，有意识地培养对各种体育运动的爱好和兴趣。在青壮年期除了正常的工作和学习

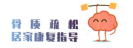

外，应尽可能地参加各类体育活动，制订长远的健身计划，并组织实施。研究还发现，长期坚持运动的老年人，不仅骨矿物质含量和骨密度有所增加，而且还能使性激素的水平增加。平均 82 岁的老年女性的骨骼对外加应力仍有应答能力，通过锻炼可减缓骨量丢失。

因此，通过维持一定量的运动，虽然不能完全控制由年龄增长、绝经等导致的骨盐含量减少，但运动可以通过神经内分泌等调节，对预防骨质疏松作用巨大，特别对老年人，即使是能维持现有的骨量，在预防骨折的发生上也具有深远的意义。

二、运动预防骨质疏松的原理

骨骼的正常发育需要正常限度内的应力刺激。运动通过肌肉的舒缩活动对骨产生应力，骨由骨胶原和羟磷灰石等有机物及无机盐按大约 1∶1 的比例构成，具有结晶样的重复结构，在增加的应力作用下可产生微笑的负压电位，易与阳性离子结合，促成骨形成。

运动可促使骨内血流量的增加，使成骨细胞的活性升高，进而促进骨的形成。同时，运动能使骨内血流保持中性，抑制骨内钙的溶解，从而防止骨质疏松的发生。

运动通过神经内分泌的调节影响机体的钙平衡，为骨形成提供充分的矿物质营养素，使局部及全身的矿物质含量增加，进而增加骨的强度。经常从事运动的老年人骨矿物质含量增加且体内钙量保持稳定，钙可抑制骨的重吸收，所以足量的钙能延缓骨质疏松的发生。运动还能使绝经后女性血中的雌激素浓度轻度增加，随着雌性激素水平的增加，血液循环中活性维生素 D 的量也相应增加，而维生素 D 水平与钙吸收呈正相关。此外，雌激素还可以刺激降钙素的产生，从而抑制骨骼脱钙。伴随雌激素的增加，骨组织对甲状腺激素的感受性降低，减弱了破骨细胞的活动，引起血中钙、磷含量减少。作为代偿，机体尿钙的排泄减少并通过增加 1,25- 二羟维生素 D_3，促进肠道的钙吸收及骨组织以外的钙、磷的

第二十三章 行为教育——合理运动

再利用。长期运动还可以降低胰岛素水平,提高血中的胰岛血糖素、儿茶酚胺及促甲状腺素的水平,从而增加骨钙含量。

三、运动的注意事项及方式

中老年人必须尽可能多地参加运动,增强体质,使肌肉发达,骨骼粗壮。运动的方式、运动的频度和维持的时间要因人而异,强调循序渐进和持之以恒,既不可长期静卧不动,更不应操之过急。一般以能够耐受、无疲劳感、运动前后的脉搏变化不超过30次为宜。锻炼者应学会检测自己的心率,并随时调节活动的强度,以保持心率在锻炼的范围内。锻炼时的心率可为最大心率的60%~80%。

对体弱有病的老年人,开始运动时更要避免损伤和使原有疾病加重。老年人多有饮食不足,加之运动和热量消耗增加,往往使情况复杂化。进行锻炼时要求饮食充足。此外,运动对骨骼的益处在于在人体摄入钙量充足的情况下,能使骨骼钙质增加而非使骨骼钙质重新分布。有退行性膝、肩关节疾病的老年人,锻炼前应充分估计病变关节的稳定性,必要时,相应地调整活动方式和活动量。有心血管疾病的老年人运动量要小些,可进行肌肉伸展运动和椅上运动,以增强肌力和肌群之间的协调性。只要体力活动水平达到或超过最大强度的一半时,并逐渐增加活动量,可避免损伤,应避免进行快速运动、爆发性运动和容易摔倒的姿势。在剧烈活动后应有充分减缓下来的过程,地面要平整,鞋要舒适合脚。为使锻炼持之以恒,应选择有趣性和娱乐性的集体项目,如集体体操、扭秧歌、跳舞等,对社交和身体都有利,可使老年人精神愉快并得到社交乐趣,这对老年人的身心大有裨益。灵活的锻炼方式,有利于锻炼者长期坚持,当锻炼者能够用较少的劳力进行较大活动并能持之以恒,身体的功能、体形及健康状况可获得明显改善。

最适宜的运动方式是大量肌群的规律性运动,如行走、慢跑、打太极拳、舞太极剑、跳舞及游泳等。体质好的老年人,每周至少需要锻炼

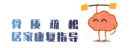

2天,每天20~30分钟。体质较弱的老年人开始只能锻炼5~10分钟。长期规律的锻炼可产生效果,增加锻炼的次数可提高效果。

每天定量定速漫步,早晚各1次,每次1000~1500米。开始可先从300~500米做起,以无疲劳感或肢体酸痛感为度。每天还可配合打太极拳、舞太极剑及健身操等活动,同时还可以进行适量的日光浴。

游泳是一项综合的健身运动。在游泳时通过全身肌肉的活动以及水的压力能对骨骼产生应力刺激,可促进骨形成。在秋冬季节游泳时,由于水温和体温温差较大,对机体是一种强烈的刺激,因而可增强血管舒缩功能,加强神经内分泌的调节机制,提高全身各个器官的功能,促使肠道对钙的吸收,减缓机体的退化,尤其是减缓骨量丢失的速度。游泳前的准备活动使皮肤有机会接受较多的日光照射,可使体内维生素D的浓度增加,调节体内钙、磷代谢。由于游泳运动量大,能普遍提高老年人的食欲,使每天摄入的营养相对增多,能增加钙的摄入量,促使骨钙化,使骨钙含量增加。游泳还可改善机体生物力学和全身情况,对于增加老年人,尤其是绝经后女性的骨形成是有效的,是预防老年性骨质疏松,降低骨折率的一项简便、可行的方式,适于在中老年人中推广。运动在于坚持,游泳坚持时间越长,骨矿物质含量增加越多。

适当的性生活有益于骨健康。性激素和骨代谢密切相关,可促进骨骼生长发育,减缓骨量丢失。尤其上绝经后女性,骨质疏松的发生与雌激素的分泌呈明显的负相关。雌激素水平低下是绝经后骨质疏松的首要原因,因此提高体内雌激素水平可预防骨质疏松。国外有学者认为,正常的性生活可增加体内雌激素水平。平时健康适宜的性生活可调节人的心情,有利于增强体力和脑力,延长寿命。

总之,无论采用何种运动方式,锻炼的原则是必须超过最小有效阈值,这样才能真正起到预防作用。

第二十三章　行为教育——合理运动

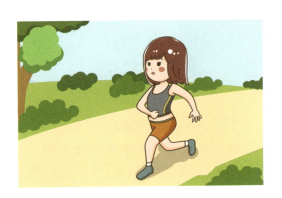

四、过量运动的不利影响

运动虽然对预防骨质疏松有巨大作用，但不是运动量越大效果就越好。女性过量运动可以引起闭经、雌激素水平下降等，过量的耐力运动可影响女性下丘脑－垂体－性腺轴，抑制卵巢产生和释放雌激素、孕激素，同时导致脂肪的消耗增加，最终导致运动性闭经。由于过量运动导致雌激素水平下降，对骨代谢产生许多不利影响，引起骨转换加速，骨形成减少，骨吸收增加。过量的耐力训练也可使男性的下丘脑－垂体－性腺轴受到干扰，导致血睾酮浓度和精子数量下降，雄激素水平低下或缺乏可导致成骨细胞和破骨细胞活性平衡失调，使骨吸收大于骨形成，从而引起骨量丢失。由于性激素是促使青春期骨骼发育成熟的主要因素，过量耐力训练可造成月经失调，卵巢功能下降，雌激素分泌不足，阻滞骨骼生长发育，延迟骨闭合年龄，导致青少年青春发育滞后，同时也增加了骨骼损伤的机会。

（眭明红　向　云）

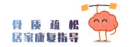

第二十四章 多晒太阳

骨骼的健康，与钙有关，但钙在体内的吸收、代谢、骨化，都离不开维生素D。充足日照是获取维生素D的重要途径，有人称人体皮肤通过紫外线光束产生的维生素D是太阳送给人类的最大礼物。人的皮肤中有一种叫作7-脱氢胆固醇的物质，经阳光紫外线的照射后转化为维生素D。研究表明，1平方厘米皮肤中等强度的阳光照射10分钟就能产生1国际单位的维生素D，而成年人每天维生素D的需要量是200国际单位。因此，

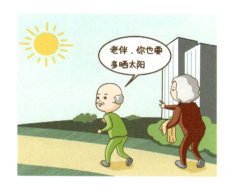

每天坚持30~60分钟的日照就能让我们获得必要的维生素D，并储存在脂肪和肝脏内，缓慢释放以供应机体的需求。接受光照的方式有多种，室外散步、日光浴、室外锻炼、户外劳动等都是接受紫外线照射的好方式。尤其对于老年人，儿童，妊娠期、哺乳期及绝经后女性来说，多晒太阳是非常重要的补钙方式。作为预防骨质疏松，每天晒太阳应不少于30分钟，而如果要治疗骨质疏松，每天晒太阳就不要少于1小时。

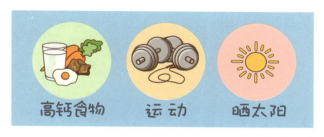

（睢明红 向 云）

第二十五章　药物预防

一、降钙素

降钙素是一种钙调节激素，能抑制破骨细胞的生物活性，减少破骨细胞的数量，从而阻止骨量丢失，对骨代谢的调节作用主要是通过对肾、胃及部分小肠上的靶细胞而发挥作用，降钙素通过抑制骨吸收，减少钙从骨进入血浆的量，也能增加磷从血浆进入软组织和骨的量。降钙素能防止饭后钙吸收较快而形成高血钙，能防止钙、磷在孕期从母体中过多的丢失等。降钙素的另一个突出特点是能明显缓解骨痛，对骨质疏松性骨折或骨骼变形所致的慢性疼痛及骨肿瘤等疾病引起的骨痛均有效。临床研究表明降钙素能增加骨质疏松患者腰椎和髋部骨密度，能明显缓解骨质疏松患者的慢性和急性痛，降低骨质疏松性骨折的发生率。其具体的用法是肌内注射，每周2次，每次10国际单位，目前也可通过滴鼻给药，效果较好。

二、维生素D

维生素D是一种脂溶性维生素，又称为"阳光维生素"，人体皮肤中所含的维生素D原是通过获取阳光中的紫外线来制造转换成维生素D的，因此"晒太阳"可以满足机体对维生素D的需求，但是晒太阳也要讲究科学性，早晨6点至10点、下午4点至5点这段时间最适合晒太阳。维生素D的来源有内源性和外源性两种，外源性的维生素D可从食物中获得，如鱼肝油、蛋黄、乳类等富含维生素D，菌类、酵母也含有少量维生素D。维生素D包含多种化合物，而与骨骼关系最密切的是维生素D_2和D_3，维生素D_2是植物来源的维生素D，而维生素D_3则由人体皮肤中 7-脱氢胆固醇经日光紫外线照射而变成，但是维生素 D_2 和 D_3 对人体的作用几乎完全相同，其主要作用是促进肠钙和肾钙的吸收。

三、二膦酸盐类药物

二膦酸盐类药物对各种类型的骨量丢失均有效，是抑制骨吸收的一类药物。人体骨骼组织的主要成分之一是羟磷灰石，二膦酸盐能紧密地吸附在骨骼羟磷灰石的表面而不被降解，通过干扰破骨细胞在骨表面的附着、降低破骨细胞的活性、诱导破骨细胞的凋亡等途径，起到抑制骨吸收、减少骨破坏的作用。

四、性激素

性激素包括雌激素、孕激素和雄激素，而雌激素是性激素补充治疗骨质疏松的主要激素。大量临床研究证实雌激素有抑制骨吸收、强健骨骼的作用。雌激素能阻止患者骨量丢失，降低其骨质疏松性椎骨、非椎骨骨折发生的风险，是防治绝经后骨质疏松的有效措施。绝经后骨质疏松其最主要原因是女性随着年龄的增长，体内雌激素水平不断下降，在原来增龄相关性骨量丢失的基础上，出现加速性骨松质丢失，所以女性骨质疏松的发病率要比男性高很多。而补充雌激素可有效地预防绝经后骨量的快速丢失，尤其是在治疗初期，雌激素对造骨细胞有直接作用，并能减慢骨吸收速度，雌激素有明显的保钙作用，能缩小骨形成和骨吸收的差距，从而延缓骨量的丢失。开始运用雌激素的时间对防止骨量丢失，保持骨量，预防骨折非常重要，雌激素对骨的作用是抑制骨吸收而不是促进骨合成，一旦发生骨量丢

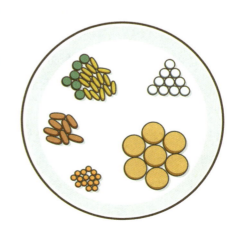

第二十五章 药物预防

失,雌激素不能使其恢复,但可将其稳定于开始治疗时的水平,为了防止骨量丢失,目前多在有绝经后骨质疏松高危因素的人群中,在绝经后快速失骨期的 3 年内尽早开始使用雌激素,最迟不超过 6 年,否则防止失骨的作用将明显减弱,在无明显禁忌证及副作用情况下应长期应用,至少 3~6 年。对于 65 岁以上的高龄患者,雌激素不作为预防骨质疏松的首选方法。

流行病学调查研究证实,骨质疏松的预防比治疗更为重要,因骨质疏松是进行性而又不可逆的病理过程,一旦发生便不能恢复骨的正常结构,所以,只有做好预防才能有效地降低其发生率及危害性。

(眭明红　向　云)